癫痫古今临证医案集萃

主　编　刘金民　荆志伟

中国中医药出版社

·北　京·

图书在版编目（CIP）数据

癫痫古今临证医案集萃/刘金民，荆志伟主编．—
北京：中国中医药出版社，2024.1
ISBN 978-7-5132-8598-8

Ⅰ．①癫…　Ⅱ．①刘…②荆…　Ⅲ．①癫痫-中医治疗法　Ⅳ．①R277.721

中国国家版本馆CIP数据核字（2023）第235495号

中国中医药出版社出版
北京经济技术开发区科创十三街31号院二区8号楼
邮政编码　100176
传真　010-64405721
河北省武强县画业有限责任公司印刷
各地新华书店经销

开本 787×1092　1/16　印张 10.5　字数 185 千字
2024年1月第1版　2024年1月第1次印刷
书号　978-7-5132-8598-8

定价　49.00元
网址　www.cptcm.com

服务热线　010-64405510
购书热线　010-89535836
维权打假　010-64405753

微信服务号　zgzyycbs
微商城网址　https://kdt.im/LIdUGr
官方微博　http://e.weibo.com/cptcm
天猫旗舰店网址　https://zgzyycbs.tmall.com

如有印装质量问题请与本社出版部联系（010-64405510）

《癫痫古今临证医案集萃》

编 委 会

主　编　刘金民　荆志伟

副主编　林　海　周志焕　韩　飞　李敬华

编　委（按姓氏笔画排序）

王凯悦　吉萌萌　朱　健　孙江燕

苏　莹　苏苑苑　吴　广　吴蒙蒙

张研博　周　莎　姜燕华

前言

中医医案，又称病案，是医生临床诊疗经验及其学术思想的载体，其内容包括症状、辨证、立法、处方、用药情况等。《史记》记载西汉名医淳于意“诊籍”二十五例，是我国现存最早的病案材料。后世医家有将自己的病案记录整理而为个人医案的；也有专门选取古今名家医案汇编成册的，如《名医类案》等。医案既是临床医生技术水平的展示，也是中医理论和学术思想的高度集中体现。任何医者，其技术有多高、秘诀在哪里，终将通过医案展示出来。所以，看其医案，就能知道其功力有多深，知道其在临床上如何立论、如何考虑、如何分析问题。国学大师章太炎曾说：“中医之成绩，医案最著。欲求前人之经验心得，医案最有线索可寻。循此钻研，事半功倍。”因此，临床医师如果能把医案研究透彻，其临床技术水平将会获得极大的进步。

癫痫是一种发作性神经异常的疾病，又名“羊角风”。其特征为发作性精神恍惚，甚则突然仆倒，昏不知人，口吐涎沫，两目上视，四肢抽搐，或口中如作猪羊叫声，移时苏醒，是常见的疑难杂症。癫痫对患者的危害严重，不仅仅是单纯的疾病发作，还影响着患者生活的各个方面，并会对其家庭成员以及整个社会造成极大的压力。比如，癫痫反复发作可造成生理功能损害，患者会出现头痛、头昏、胃肠不适、四肢乏力、疲乏等躯体症状，这些都会导致患者日常生活能力下降；癫痫无先兆发作，还可能引起身体的意外损伤，如舌咬伤、烫伤、烧伤、颅脑外伤、骨折和软组织伤等，甚至从高处坠落、溺水等意外死亡。此外，癫痫还会影响认知功能，包括记忆力下降、注意力降低、智力减退、心理障碍等。与传统的抗癫痫西药相比，中医药在治疗癫痫方面历史悠久，其在改善患者临床症状、减少西药应用方面疗效确切，具有疗效相当、副作用小、安全有效的优点。癫痫的中医治疗应分清本虚标实，发作时治标，缓解期以治本为主，多采用镇肝息风法、豁痰健脾法、化瘀通窍法等。癫痫病程较长，病情反复，多发的伴随症状及抗癫痫西药耐药性的增加，均使当前治疗陷入困境，因此，我们力求更加有效的治疗手段。在当今中医学界，关于名老中医药专家运用中医药治疗癫痫的学术经验的研究值得引起我们重视，但中医药治疗癫痫的临证经验目前尚缺乏系统总结，因此亟须深入总结名老中医药专家运用中药治疗癫痫的临床经验与学术特色，以期指导癫痫病的防治。

本书适于中医脑病神经内科癫痫病方向的研究生、临床教学及科研工作者们学习和参考。全书共分为上下两篇：上篇为癫痫概述；下篇为名医临证医案，包括古代名医临证医案和近现代名医临证医案。主编刘金民教授师从脑病大家王永炎院士，从事神经内科方向临床、教学、科研工作30余年，临床经验丰富，尤其对癫痫病的辨证论治有其独特的见解。其编纂团队均长期从事神经内科学的医教研工作，对癫痫疾病亦见解颇深。该团队通过整理古今医家治疗癫痫的医案，旨在总结运用中医药辨证治疗癫痫的遣方用药规律，探讨中药在治疗癫痫方面的优势，为从事癫痫工作的医务工作者提供临床诊断与治疗的宝贵经验，并将古今医家运用中医药治疗癫痫的学术思想传承与发扬光大。

中医药文化源远流长，中医古籍多如深夜繁星。该医案集旨在采众家经典之言，在此向古今医案云平台表示感谢。编委会成员在整理古籍医案时，力求最大限度地保存原貌；在整理近现代医案时，则尽量统一体例，方便读者阅读。同时，希望当今的医生重视中医医案，保留完整诊疗记录，为中医学的传承贡献力量。

刘金民　荆志伟

2023年10月

目录

上篇　癫痫概述

一、定义

癫痫（epilepsy）是由多种原因引起的一种慢性、反复发作性脑部疾病，以脑内神经元反复异常放电引起突然、暂时性脑功能失常，临床出现发作性的意识、运动、感觉、精神或自主神经功能障碍为特征。由于发病的原因不同，放电的部位、范围及强度有别，因此其临床表现亦复杂多样，一般发作突然、持续短暂、恢复较快，但严重时刻呈持续状态。

癫痫是一个古老的疾病，其属于中医学“痫证”范畴。《寿世保元》对其有精辟的论述：“痫证者，发则仆地，闷乱无知，嚼舌吐沫，背反张，目上视，手足搐搦，或作六畜声者是也。盖痫疾之原，得之于惊，或在母腹之时，或在有生之后，必因惊恐而致疾。盖恐则气下，惊则气乱，恐气归肾，惊气归心，并于心肾，则肝脾独虚，肝虚则生风，脾虚则生痰，蓄极而通，其发也暴，故令风痰上涌，而痫作矣。《内经》曰：然所以令人仆地者，厥气并于上，上实下虚，清浊倒置，故令人仆地。闷乱无知者，浊邪上干心主，而神明壅闭也。舌者心之苗，而脾之经络连于舌本，阳明之经络入上下齿缝中，故风邪实于心胸则舌自挺，风邪实于阳明则口自噤，一挺一噤，故令嚼舌。吐沫者，风热盛于内也，此风来潮涌之象。背反张，目上视者，风在太阳经也。足太阳之经，起于睛明，挟脊而下，风邪干之，则实而劲急，故目上视而背反张也。手足搐搦者，属肝木，肝木主筋，风热盛于肝，则一身之筋牵挛，故令手足搐搦也。搐者四肢屈曲之名，搦者十指开握之义也。或作六畜声者，风痰鼓其气窍，而声自变也，譬之弄笛焉，六孔闭塞不同，而宫商别异是也。”

二、历史沿革

中医对癫痫的认识源远流长，千百年来，通过对本病临床表现的细致观察，历代医家在辨病辨证方面积累了丰富的经验。其最早可追溯至湖南长沙马王堆汉墓出土的《五十二病方》，上面记载有：“婴儿病痫方：取雷矢三颗，冶，以猪煎膏和之。小婴儿以水半斗，大者以一斗，三分和，取一分置水中，挠，以浴之。浴之道头上始，下尽身，四肢毋濡。三日一浴，三日已。已浴，辄弃其水圂中。痫者，身热而数惊，颈脊强而腹大。痫多众，以此药皆已。”

战国至秦汉时期，《黄帝内经》已有多篇记载了痫证。其中，《素问·奇病论》首次提出了“胎中受惊”先天因素致痫的观点：“帝曰：人生而有巅疾者，病名曰何？安所得之？岐伯曰：病名为胎病。此得之在母腹中时，其母有所大惊，气上而不下，精气并居，故令子发为巅疾也。”《难经》亦有记载：“癫疾始发，意不乐，僵仆直视。”东汉时期张仲景于《金匮要略》立风引汤“除热瘫痫”，方简治效，为后世医者提供了治痫思路。

魏晋隋唐时期，在不同时代的文化冲击以及医家的经验积累中，痫证的内容不断丰富和完善，且衍生出相关的新理论。晋代王叔和《脉经》中有“大人癫病，小人风痫疾”的论述，在《黄帝内经》的基础上又细化了癫痫的概念。隋代巢元方《诸病源候论·癫狂候》云：“癫者，卒发仆也，吐涎沫，口喎，目急，手足缭戾，无所觉知，良久乃苏。”巢氏不仅详细描述了本病的临床特点，还总结出“风”“惊”“食”均可致痫，出现了“风癫”“五癫”等称谓。唐代孙思邈在《备急千金要方》中列出“治癫痫厥时发作方”“癫痫恶候”“候痫法篇”等，首立“癫痫”之名，将癫痫证候归纳成二十条，并创用龙胆汤、紫霜丸、镇心丸分别治疗风、痰、惊痫，进一步完善了痫证的证治。

至宋金元时期，在激烈的学术争鸣下，中医创见层出不穷。《鸡峰普济方》曰：“癫者，精神不守，言语错乱……痫者，发则仆地，嚼舌、吐沫、手足搐搦，或作六畜之声，顷刻即苏。”其对癫和痫的含义进行了细化。严用和在《济生方·癫痫论治》中提出按五脏分类痫证：“夫癫痫病者……一曰马痫，作马嘶鸣，应乎心；二曰羊痫，作羊叫声，应乎脾；三曰鸡痫，鸡叫声，应乎肝；四曰猪痫，作猪叫声，应乎肾；五曰牛痫，作牛吼声，应乎肺。此五痫应乎五畜，五畜应乎五脏者也。”张从正《儒门事亲·风论》云：“大凡风痫病发，颈强直视，不省人事，此乃肝经有热也。”认为病位在肝。朱丹溪在《丹溪心法·痫》指出“痫证有五……无非痰涎壅塞，迷闷孔窍”，探讨了痰浊与痫证的发病关系，对后世的影响非常深远。

至明清时期，多民族融合促进了中医学的发展。明代《普济方》提出“血滞心窍，邪气在心，积惊成痫”，丰富了痫证的病因病机。《医学纲目》强调痰气逆乱为本病的病机关键，进一步丰富了小儿癫痫的病因病机学说。王肯堂则在《证治准绳》中对痫证的主要症状、发病过程和起病突然、具有反复性等特点，都进行了较详细的说明：“痫病发作则昏不知人，眩仆倒地，不省高下，甚而瘈疭抽掣，目上视或口眼喎斜，或口作六畜之声。”“痫病仆时，口中作声，将醒时吐涎沫，醒后又复发，有连日发者，有一日三五发者。”清代程国彭则对癫狂痫三病进行了鉴别，并对五痫之说持反对态度，他指出："经云：重阴为癫，重阳为狂。而痫证，则痰涎聚于经络也。"又说："痫者，忽然发作，眩仆倒地，不省高下，甚则瘈疭抽掣，目斜口㖞，痰涎直流，叫喊作畜声，医家听其五声，分为五脏……虽有五脏之殊，而为痰涎则一，定痫丸主之。既愈之后，则用河车丸以断其根。"

朝代更迭，有关痫证的病名、病因、证候、诊断和治疗，历代文献都有较多的论述。幸得古人笔耕不息，中医痫证的理法方药才能得到传承与发展。

三、病因病机

癫痫的病变部位在颠顶（即脑部），以猝暴昏仆和四肢抽搐为主症。其病因病机可概括为痰、火、惊和先天性因素几个方面。

（一）积痰

痰与癫痫的发生密切相关，故有"无痰不作痫"之论。初病实证，多由痰热迷塞心窍所成；久病虚证，多由痰湿扰乱神明而致。热痰可由气郁化火，火邪炼液成痰，或过食醇酒肥甘，损伤脾胃而生。湿痰则由脾失健运，聚湿生痰。总之，积痰内伏是癫痫发病的原因之一。

（二）郁火

火由五志过极或房劳过度而生，如郁怒忧思可生肝火；房劳伤肾，肾阴不足，因肾水不济而心火过盛。火邪一方面炼熬津液，酿成热痰；另一方面触动内伏痰浊，使痰随火升，阻蔽心包，可使痫发，即"无火不动痰"之谓。

（三）惊恐

《证治汇补・痫病》云："或因卒然闻惊而得，惊则神出舍空，痰涎乘间而归之。"可见惊对癫痫的发作至关重要。惊则心神失守，如突然感受大惊大恐，包括其他强烈的精神刺激都可导致发痫，此即《诸病源候论》所称惊怖之后，气脉不足，因惊而作痫者。

（四）先天性因素

《慎斋遗书・羊癫风》云："羊癫风，系先天之元阴不足，以致肝邪克土伤心故也。"这里明确提出癫痫的发病与先天性因素有关，由于肝肾阴血不足，心肝之气易于受损，致使肝气逆乱，神不守舍，则发昏仆、抽搐之症。

本病的病因病机，总不离积痰、郁火、惊恐，而其中尤以积痰为主要。另外，由于癫痫多是时发时止，且呈反复发作，日久必然影响五脏的功能，导致五脏气血阴阳俱虚，即所谓“痫久必归五脏”，故多见虚实夹杂、正虚邪实的情况。

四、常用中成药

（一）癫痫宁片

成分为马蹄香、牵牛子、钩藤、石菖蒲、甘松、千金子、薄荷脑、缬草。具有豁痰开窍，息风安神的功效。用于风痰上扰之癫痫，发作时症见突然昏倒，不省人事，四肢抽搐，喉中痰鸣，口吐涎沫或眼目上视，少顷清醒等症；或用于癔病、失眠等。

（二）癫痫平片

成分为石菖蒲、僵蚕、全蝎、蜈蚣、石膏、白芍、磁石（煅）、牡蛎（煅）、猪牙皂、柴胡、硼砂。具有豁痰开窍，平肝清热，息风定痫的功效。用于风痰闭阻所致之癫痫。

（三）癫痫康胶囊

成分为天麻、石菖蒲、人工牛黄、僵蚕、胆南星、人参、远志、全蝎、琥珀、冰片等15味。具有镇惊息风，化痰开窍的功效。用于癫痫风痰闭阻，痰火扰心，神昏抽搐，口吐涎沫者。对特发性及症状性的多种类型的癫痫发作均有明显的疗效。

（四）羊痫疯癫丸

成分为清半夏、厚朴、天竺黄、羌活、郁金、橘红、天南星、天麻、香附、延胡索、细辛、枳壳、三棱、青皮、降香、芥子、沉香、莪术、乌药、防风、羚羊角。具有平肝疏气，降痰疗痫的功效。用于痰热内闭，忽然昏倒，口角流涎，手足抽动。

（五）桂芍镇痫片

本品以桂枝汤、小柴胡汤、芍药甘草汤三方加减而成，成分为白芍、桂枝、柴胡、半夏（制）、黄芩、党参、甘草、大枣、生姜。具有和营卫，清肝胆的功效。用于治疗各种发作类型的癫痫。

（六）治痫灵

本品为中西复方制剂，成分为苯巴比妥、溴化钠、丹参、黄花败酱、珍珠母、樟脑、冰片。用于癫痫与神经症等，尤适于大发作型。

（七）痫愈胶囊

成分为黄芪、党参、丹参、柴胡、酸枣仁、远志、天麻、钩藤、石菖蒲、胆南星、当归、僵蚕、六神曲、郁金、甘草、制白附子。具有豁痰开窍，安神定惊，息风解痉的功效。用于风痰闭阻所致的癫痫抽搐、小儿惊风、面肌痉挛。

（八）二十五味珊瑚丸

成分为珊瑚、珍珠、青金石、珍珠母、诃子、木香、红花、丁香、沉香、朱砂、龙骨、炉甘石、脑石、磁石、禹粮土、芝麻、葫芦、紫菀花、獐牙菜、藏菖蒲、榜那、打箭菊、甘草、西红花、人工麝香。具有开窍，通络，止痛的功效。用于“白脉病”，神志不清，身体麻木，头晕目眩，脑部疼痛，血压不调，头痛，癫痫及各种神经性疼痛。

（九）紫雪散

成分为石膏、北寒水石、滑石、磁石、玄参、木香、沉香、升麻、甘草、丁香、芒硝（制）、硝石（精制）、水牛角浓缩粉、羚羊角、人工麝香、朱砂。具有清热开窍，止痉安神的功效。用于热入心包、热动肝风证，症见高热烦躁、神昏谵语、惊风抽搐、斑疹吐衄、尿赤便秘。

（十）清心滚痰丸

成分为金礞石（煅）、大黄、沉香、黄芩、甘遂（醋炙）、牵牛子、猪牙皂、马舌子、人参、肉桂、金钱白花蛇（去头晒实）、朱砂粉、人工牛黄、冰片、羚羊角粉、水牛角浓缩粉、珍珠粉。具有清心涤痰，泻火通便的功效。用于顽痰蒙蔽心窍引起的神志错乱、语无伦次、哭笑无常、疯狂打闹、羊痫风症。

（十一）补脑丸

成分为当归、枸杞子、酸枣仁（炒）、柏子仁（炒）、益智仁（盐炒）、龙骨（煅）、远志（制）、胆南星、天麻、石菖蒲、琥珀、肉苁蓉（蒸）、天竺黄、核桃仁、五味子（酒炖）。具有滋补精血，健脑益智，安神镇静，化痰息风的功效。用于健忘，记忆力减退，头晕耳鸣，心烦失眠，心悸不宁，癫痫头痛，胸闷。

（十二）七十味珍珠丸

成分为珍珠、檀香、降香、甘草、天竺黄、西红花、牛黄、麝香、珊瑚、玛瑙、九眼石、坐台等70味。具有安神，镇静，通经活络，调和气血，醒脑开窍的功效。用于“黑白脉病”，“龙血”不调，中风，瘫痪，半身不遂，癫痫，脑震荡，心脏病，高血压及神经性障碍。

（十三）牛黄宁宫片

成分为人工牛黄、琥珀、蒲公英、珍珠、猪胆膏、板蓝根、朱砂、雄黄、连翘、冰片、金银花、甘草、黄连、石决明、天花粉、郁金、地黄、赭石、黄芩、石膏、钩藤、大黄、磁石（煅）、玄参、栀子、葛根、麦冬。具有清热解毒，镇静安神，息风止痛的功效。用于外感热病、高热神昏、惊风抽搐、肝阳眩晕、耳鸣头痛、心烦不寐及癫痫狂躁，对精神分裂症有一定的抗复发作用。

（十四）羚羊角制品（颗粒、滴丸、粉类）

本品为白色颗粒；味甘。具有平肝息风，清肝明目，散血解毒的功效。用于高热惊痫，神昏痉厥，子痫抽搐，癫痫发狂，头痛眩晕，目赤翳障，瘟毒发斑，痈肿疮毒。

（十五）礞石滚痰片

成分为金石（煅）、沉香、黄芩苷、熟大黄、大黄流浸膏。具有降火逐痰的功效。用于湿热顽痰，发为癫狂惊悸，或咳喘痰稠，大便秘结。

（十六）医痫丸

成分为生白附子、天南星（制）、半夏（制）、猪牙皂、僵蚕（炒）、乌梢蛇（制）、蜈蚣、全蝎、白矾、雄黄、朱砂。具有祛风化痰，定痫止搐的功效。用于痰阻脑络所致的癫痫，症见抽搐昏迷、双目上吊、口吐涎沫者。

（十七）牛黄清心丸

成分为牛黄、当归、川芎、甘草、山药、黄芩、炒苦杏仁、大豆黄卷、大枣、白术（炒）、茯苓、桔梗、防风、柴胡、阿胶、干姜、白芍、人参、六神曲（炒）、肉桂、麦冬、白蔹、蒲黄（炒）、人工麝香、冰片、水牛角浓缩粉、羚羊角、朱砂、雄黄。具有清心化痰，镇惊祛风的功效。用于风痰阻窍所致的头晕目眩、痰涎壅盛、神智混乱、言语不清及惊风抽搐、癫痫。

（十八）珊瑚七十味丸

成分为珊瑚、珍珠、玛瑙、当归、藏党参、红景天、雪莲花、余甘子、藏红花、黄精、天然牛黄、人工麝香等七十味。具有镇心安神，定惊调血的功效。用于脑血栓、脑出血、冠心病、肢体瘫痪、心动过速或过缓、高血压、小儿麻痹、癫痫及各种神经炎等，尤其对大脑神经和心脏疾病有特殊功效。

（十九）天麻蜜环菌片

本品为糖衣片，除去糖衣后显棕褐色；味甜、微苦，成分为蜜环菌粉。具有定惊，息风的功效。用于眩晕头痛，惊风癫痫，肢体麻木，腰膝酸痛。

（二十）化风丹

成分为药母、紫苏叶、僵蚕、全蝎、天南星（制）、苍术、雄黄、硼砂、巴豆霜、人工麝香、冰片、天麻、荆芥、檀香、朱砂。具有息风镇痉，豁痰开窍的功效。用于风痰闭阻、中风偏瘫、癫痫、面神经麻痹、口眼㖞斜。

五、中西医结合治法

中西医相结合治病在清代即有，形成了汇通学派。汪昂谓："吾乡金正希先生尝语余曰：人之记忆皆在脑中，小儿善忘者，脑未满也；老人健忘者，脑渐空也。凡人外见一物，必有一形影留于脑中。昂思今人每记忆往事，必闭目上视而思索之，此即凝神于脑之意也。"能正确地吸收其脑主记忆之说，明末清初即有如此认识，是汲取西医学与中医学汇聚而沟通的范例。

清代王清任在长期的医疗实践中认识到，要学好医学、治好疾病，首先要对人身脏腑的组织和功能有一个正确的了解。亲身检验尸体，这对生于乾隆时期的王清任，也不是轻易的事。他在《医林改错》中叙述了他多年来先后检验脏腑的经过，其记述脑髓说尤称卓越。他治疗癫痫的方法是很好的，如龙马自来丹（即马钱子与地龙），在20世纪70年代，某医学研究所用龙马自来丹加西药做成抗痫灵，这是中西医结合的治法。更突出的是，王清任提出论抽风不是风的论点，别具卓识，能认透癫痫病是脑神经病变，与西医学一致。

张锡纯所著的《医学衷中参西录》是一部中西医相结合的著作，既有生理上的衷中参西，又有病理上的衷中参西，还有药物的衷中参西，且在治疗癫痫方面好几个方子用于临床效果很好。张锡纯的汇通，开始从临床上配合中西药观察应用，有一定的实际意义。

下篇　名医临证医案

第一章　古代名医临证医案

第一节　严用和

一、简介

严用和（约1199—1267），字子礼，南宋医家，江西庐山人。师从名医刘开，言传身教，尽得其传。严氏主张结合时宜治疗疾病，认为古今之方土气候不尽相同，治病亦应不泥于古，反对套用古方。严用和通过长期的临证实践，将亲身应用有效的药方及古人可用之方汇集整理，编成《济生方》10卷，后又撰《济生续方》8卷。《济生方》博取众家，又收录严氏已验之效方，纲目清晰、内容详尽，条分缕析、方论结合，议论精详而不繁琐，备受各代医家推崇。严氏在《济生方·卷之三》中论治癫痫，认为其发病"皆由惊动，脏气不平，郁而生涎，闭塞诸经"，并附方于后，供世人参考。

二、医案

案：控涎丸治疗痫证

控涎丸：

治诸痫久不愈，顽涎聚散无时，变生诸证，悉皆治之。

生川乌（去皮）、半夏、僵蚕（不炒。此三味锉碎，生姜汁浸一宿）各半两，全蝎七个（去毒），铁粉三钱，甘遂一钱半。

上为细末，生姜自然汁打糊为圆，如绿豆大，朱砂为衣。每服十五丸，食后，用姜汤吞下。忌食甘草。

【按】痫证久不愈者，顽痰在内，痰涎聚散无时，易变生诸证。今严氏用控涎丸，意在引涎外出，故以川乌配半夏除顽痰，甘遂决经隧之水饮，加僵蚕、全蝎搜风通络，铁粉重镇安神。“十八反”为历代医家所视的中药配伍禁忌，半夏反乌头即属其中一种，然而张仲景曾设赤丸、附子粳米汤等，均使用了半夏、乌头（附子）配伍，故在辨证准确的前提下，可大胆用之；且本方为丸，“丸者，缓也”，舒缓而治，徐徐图之；并用生姜打糊、姜汁送服，可辅制诸药之峻猛，以期达到治疗效果且无毒性反应。

第二节　罗天益

一、简介

罗天益（约1220—1290），字谦甫，元代医学家，真定路藁城人（今河北藁城县），一说真定人（今河北正定）。罗天益的学术思想承于洁古，授受于东垣，又突出脏腑辨证、脾胃理论、药性药理运用的“易水学派”特色，成为易水学派理论形成和发展过程中承前启后的一位重要医家。他将医学知识分经论证而以方类之，历时三年，三易其稿而成《内经类编》，该书稿虽已散佚不存，但却为明、清两代分类编注《黄帝内经》工作开辟了新途径。罗氏的著述还有《卫生宝鉴》《东垣试效方》《药象图》《经验方》《医经辨惑》（见刘因《静修文集》）等书。其中，他的主要学术思想重要体现在《卫生宝鉴》中。该书以《黄帝内经》《难经》理论为依据，师承李杲的学术理论，旁采诸家之说，结合个人经验整理而成，为其代表之作。《卫生宝鉴·卷九·诸风门》记载了治疗风痫、惊痫、久痫等多类痫证的方剂，为后世医家治疗痫证提供了宝贵验方。

二、医案

案：沉香天麻汤治疗痰痫

魏敬甫之子，四岁，一长老摩顶授记，众僧念咒，因而大恐，遂惊搐，痰涎壅塞，目多白睛，项背强急，喉中有声，一时许方省。后每见衣皂之人，辄发。多服朱、犀、龙、麝镇坠之药，四十余日，前证仍在，又添行步动作神思如痴，命予治之。诊其脉沉弦而急，《黄帝针经》云：心脉满大，痫瘛筋挛；又肝脉小急，痫瘛筋挛。盖小儿血气未定，神气尚弱，因而惊恐，神无所依，又动于肝。肝主筋，故痫瘛筋挛。病久气弱小儿，易为虚实，多服镇坠寒凉之药，复损其气，故行步动作如痴。《内经》云：暴挛痫眩，足不任身，取天柱穴者是也。天柱穴乃足太阳之脉所发，阳痫附而行也。又云：癫痫瘛疭，不知所苦，两跷主之，男阳女阴。洁古老人云：昼发取阳跷申脉，夜发取阴跷照海，先各灸二七壮。阳跷申脉穴，在外踝下容爪甲白肉际陷中；阴跷照海穴，在足内踝下陷中是也。次与沉香天麻汤，服三剂而痊愈。

沉香天麻汤：

沉香、川乌（炮，去皮）、益智各二钱，甘草一钱半（炙），姜屑一钱半，独活四钱，羌活五钱，天麻、黑附子（炮，去皮）、半夏（泡）、防风各三钱，当归一钱半。

上十二味㕮咀，每服五钱，水二盏，姜三片，煎一盏温服，食前。忌生冷硬物、寒处坐卧。

【按】患儿大恐而发惊搐，《素问·举痛论》云："恐则气下……恐则精却，却则上焦闭。"《灵枢·官能》又曰："从下上者，引而去之。"罗氏发《黄帝内经》之旨，以羌活、独活苦温引气上行；天麻、防风辛温以散；当归、甘草辛甘温，以补气血不足，兼养胃气；黑附子、川乌、益智仁，大辛温，合行阳退阴之力；又入生姜、半夏燥湿化痰；《十剂》云"重可去怯"，以沉香辛温体重，清气去怯安神，故以为使。此案本由惊恐诱发，肾精欲竭，又受镇坠之药，脾胃受损，故以上药气味相合，升阳补胃，恐怯之气，自得而平矣。

第三节　朱震亨

一、简介

朱震亨（1281—1358），字彦修，号丹溪，元代医学家，婺州义乌（今属浙江）人。丹溪三十岁时攻读《素问》，后师事许谦研究理学，复受业于名医罗知悌。因而丹溪继承了刘完素、张从正、李杲三家之说，发挥经旨、参合哲理并结合临床经验而创立新说，以为"阳常有余，阴常不足"（《格致余论·阳有余阴不足论》），倡泻火养阴之法，故后人又称其为“养阴派”（或“滋阴派”）。其代表著作有《格致余论》《局方发挥》等。朱丹溪治痫亦不拘一法，他强调因病制方的辨证思维，因而治痫多有变通，更有药灸并治，疗效甚佳。

二、医案

案：灸法治疗肝郁犯脾之痫证

一妇人积怒与酒，病痫，目上视，扬手掷足，筋牵，喉响流涎，定则昏昧，腹胀疼冲心，头至胸大汗，痛与痫间作，昼夜不息。此肝有怒，邪因血少而气独行，脾受刑，肺胃间久有酒痰，为肝所侮，郁而为痛。酒性喜动，出入升降，入内则痛，出外则痫。乘其入内之时用竹沥、姜汁、参、术膏等药甚多。痫痛间作无度，乘痛时，灸大敦（肝穴，在足大指甲后一韭叶）、行间（泻肝穴，在足大指次指锐缝间动脉）、中脘（任脉，在脐上四寸），间以陈皮芍药甘草川芎汤，调膏与竹沥，服之无数。又灸大冲（肝穴，在足大指本节后三寸，或云一寸半，动脉陷中）、然谷（肾穴，在足内踝前起大骨下陷中）、巨阙（任穴，在脐上六寸）及大指半甲肉（鬼哭穴），且言鬼怪，怒骂巫者。朱曰：邪乘虚而入，理或有之。与前药，佐以荆沥除痰，又用秦承祖灸鬼法（即鬼哭穴，以两手大指相并缚定，用大艾炷骑缝灸之，务令两甲角及甲后肉四处著火，一处不著，则不效），哀告我自去。余症调理而安。

【按】此案发病与情志、酒相关，患者长期困于肝郁脾虚，故当泻肝实脾，生发阳气。艾火是纯阳之火，具有走三阴、通十二经的功效，持续艾灸可使纯阳温热之气由肌表渗透，通达全身。条达肝胆取足厥阴肝经上之大敦、行间；强健脾胃取“治一切脾胃之疾，无所不疗”之中脘；再取足少阴肾经之然谷、任脉之巨阙，以及鬼哭穴。“鬼哭穴”即少商穴，乃专门祛除邪气之要穴，《针灸大成》认为灸此穴鬼邪会哭着散去，邪气除，则阳气复。由此选穴配伍，郁得散，虚得补，痫得止，人得安。

第四节　汪机

一、简介

汪机（1463—1539），字省之，号石山居士，明代医家，祁门（今属安徽）人。

汪机幼年习儒，后随父汪渭习医，并与儒理、易学相印证，阐其奥理，疗病甚有效。其有《石山医案》《医学原理》《内经补注》《本草会编》《读素问钞》《脉诀刊误》《外科理例》《痘治理辨》《针灸问对》《伤寒选录》《运气易览》多种著作。汪机留有治痫数案，案中记述病情详细，尤突出诊治过程变化，重视脉诊，对痫证分析全面，体现了其因时、因地、因人制宜的精神，治法灵活多变，可供后人学习。

二、医案

案 1：痰热痫证

石山一女，六岁，病左手不能举动三年矣，后复病痫。初用人参、半夏，或效或否。汪诊左脉浮洪，右脉颇和，曰：痰热也。令以帛勒肚，取茶子去壳三钱，挼碎，以滚汤一碗，滤取汁，隔宿勿食，早晨温服。吐痰如大蒜瓣者三碗许，手能举动，痫亦不作。

【按】《医学入门》言“怪病多痰”，张景岳曰“痰必因病而生”，故怪病久病多由痰证入手。汪机抓住辨证之要，以患者六岁之龄，形气未充，又病长三年之久，且脉象左脉浮洪、右脉颇和，考虑稚阴稚阳之体，久病不愈，亦伤形体，气血亏虚导致津液不能得气输布之能，凝而成痰，且本案患者已具痰邪火热之象，因此在治疗中首先解决主要矛盾，以荡涤痰热为主，痰去热退则病自去。

案 2：实土泻肝法治疗痫证

汪石山治一人，年三十余，久病痫证，多发于晨盥时，或见如黄狗走前，则昏瞀仆地，手足瘛疭，不省人事，良久乃苏。或作痰火治，而芩连二陈汤；或作风痰治，而用全蝎、僵蚕、寿星丸；或作痰迷心窍，而用金箔镇心丸，皆不中病。汪诊之，脉皆缓弱颇弦，曰：此木火乘土之病也。夫早辰阳分，而狗阳物，黄土色，胃属阳，土虚为木火所乘矣，经曰诸脉皆属于目，故目击异物而病作矣，理宜实胃泻肝而火自息。越人云：泄其肝者缓其中。遂以参、芪、归、术、陈皮、神曲、茯苓、黄芩、麦冬、荆芥穗，煎服十余帖，病减，再服月余而安。

【按】 汪机《病用参芪论》云：“是以诸病亦多生于脾胃，此东垣所以拳拳于脾胃也。”他认为脾胃为五脏六腑之本，气血生化之源，脾胃损伤必然会导致营卫失常，以致元气亏虚，故治疗应重在固护中焦，施以温补。脾胃强健，生化有源，五脏得水谷精微，中阳得以平复，神魄不复受扰。然急则治标，补法虽切合病机，但补当以缓图其效，缓不济急，所以用茯苓以宁心，麦冬以养阴，陈皮以行气，荆芥穗以息风，防止病情进一步恶化。

第五节　万全

一、简介

万全（1499—1582），字全仁，号密斋，明代湖北罗田（今湖北省罗田县）人。万氏出身中医儿科世家，潜心于《灵枢》《素问》，精研岐黄之术，荟萃众长，精于儿科和养生学，对优生优育、胎养治教、疾病预防治疗及婴幼儿教育具有重要指导意义。其医德高尚，将许多家传秘方公诸于世，造福后人；曾因治愈罗田知县朱云阁之女惊风病，被赐以儒医之匾；行医五十多年，名噪明隆庆、万历年间，后被康熙帝嘉封为“医圣”。万氏治学善于总结经验，著书立说，撰有《养生四要》《保命歌括》《伤寒摘锦》《广嗣纪要》《万氏女科》及儿科专著《幼科发挥》等。万氏临床经验颇为丰富，针对小儿痫证，更是结合小儿的生理特性选法择方用药，见解独到。

二、医案

案 1：痰聚心经之痫证

一儿发搐，因用推法，暂退。一月后，如期复发，又推之，或一月一发，或一月再发。予曰：病成痫矣。推法者，乃发表之意，痰聚在心不得出也。幸初成痫者，当可治，若久则为终身痼疾，不可治也。因立方，用：

黄连五钱，朱砂（飞）二钱半，白甘遂三分，胆星一钱。

上为末，粟米糊丸，獖猪心血杵匀，丸芡实大。每服一丸，灯草煎汤化下，夜服三，日服一，遂安。

【按】《幼科发挥》云“急惊风有三因”，即外因、内因、不内外因。若因感冒风寒温湿之气而发热者，此为外因，宜即发散之、和解之。推法意在发邪出表。此案初用推法后，反复发作，或无期，或有期，盖非囿于外因之故。医者当及时调整治疗思路，以免贻误治疗时机，使病迁延、生变。此案万氏辨证为痰聚心经，故用黄连、朱砂等泻心火除痰安神，又以獖猪心血调和，引药入心经，遂病去得安。

案 2：小儿痫证

一小儿惊后成痫，予制一方，天水散一料，碾为细末，分作三剂。二两三钱，入真青黛五钱，碾匀，名清魂散，寅卯时煎竹叶汤调服一钱，以平肝火。一剂二两三钱，入朱砂末（水飞）五钱，名安神散，巳午时煎灯草汤调服，以镇其神。一剂二两三钱，入真轻粉二钱研匀，名定魂散。申酉时煎淡姜汤服，以去其痰。旬日而安。

【按】此案为惊痫，万氏以天水散一日三服。天水散由“滑石（飞过）六两，甘草（炙）一两”组成。方中滑石与甘草的用量为六比一，滑石甘寒，寒能胜热，甘不伤脾，异于石膏之凝滞，能上清水源，下通水道，荡涤邪热从小便而泄；炙甘草调和内外，止渴生津，用以为佐，保元气而泻虚火，则五脏自和矣。肝为刚脏，火热上炎则肝风内动，经脉拘急，必得青黛以清之，则肝气得疏。心为五脏主，暑热扰中，神明不安，必得朱砂以镇之，则神气可以复。各随其时加减调服，以期清魂、安神、定魂，是应子午流注也。柯韵伯誉天水散，曰其“宜与白虎、生脉三方鼎足也”。

案 3：钱氏安神丸治疗小儿痰痫

一儿四岁，病惊已绝，予用针刺其涌泉一穴而醒，自此惊已不发。予谓其父曰：此惊虽未发，未服豁痰之药，若不早治，恐发痫也。父母不信，未及半年，儿似痰迷，饮食便溺，皆不知也，时复昏倒，果然成痫病。其父来诉曰：不信先生之言，诚有今日之病，愿乞医治，不敢忘报。予乃问其子：尔病发时能自知乎？子曰：欲昏则发。乃作钱氏安神丸加胆草服之。教其父曰：尔子病将发时，急掐两手合谷穴。如此调治，一月而安。

……

钱氏安神丸：治邪热惊啼，心疳面黄，颊赤壮热。

麦门冬、马牙硝、白茯苓、山药、寒水石（煅，飞）、甘草各五钱，朱砂（飞净）一两，脑子一字。

上为末，蜜丸，芡实大。每半丸，砂糖水化下，无时。

【按】此案患儿由惊转痫，时时发作，尚存部分意识，万氏遂用钱氏安神丸加减治之。安神丸源于宋代钱乙《小儿药证直诀》，张山雷释曰：“热甚则气火升浮，神魂不守，方以清热泻火，重坠镇怯，故名安神。”又配穴合谷，祛风开窍安神。本方中剂量甚是精妙，“脑子一字”，“一字”一般指以开元通宝钱币（币上有“开元通宝”四字）抄取药末，填去一字之量，约合米制 0.3g。

第六节　龚廷贤

一、简介

龚廷贤（1522—1619），字子才，号云林山人，又号悟真子，明代医家，江西金溪人。廷贤幼攻举业，后随父龚信学医，继承家学，又访贤求师，其医名日隆，曾任太医院吏目，因治愈鲁王张妃臌胀，被赞为“天下医之魁首”，并赠以“医林状元”匾额。其著述甚富，有《济世全书》《寿世保元》《万病回春》《药性歌括四百味》《药性歌》《种杏仙方》《鲁府禁方》《医学入门万病衡要》《复明眼方外科神验全书》《云林神彀》等；并为其父续编成《古今医鉴》；另著《痘疹辨疑全幼录》《秘授眼科百效全书》《云林医圣普渡慈航》《医学准绳》等多部著作，但已散佚。龚氏对痫证临证经验丰富，为后世留有验案数则及众多效方。

二、医案

案 1：医痫无双丸治疗风痫

一参伯王搢庵公子，患痫七年，诸医罔效。召余，治以追风祛痰丸、安神丸，二丸兼进，半年而愈，逾四年未发。复因不善保守，病发如前，差役复求余治，余以此方制药一料，投之辄效，迄今数载不发，气体已复原矣。曩辱公优渥，赠余匾曰：医士无双。余因此方屡验，故更一字，名曰：

医痫无双丸：

南星、半夏各一两（二味用白矾、皂角、生姜煎汤，浸一日夜，透，切片，随汤煮干，去矾、皂、姜不用），川芎三钱，归身（酒洗）、软石膏各一两，天麻七钱，僵蚕五钱，怀生地黄（酒洗）一两，荆芥穗五钱，川独活五钱，乌犀角五钱，白茯苓（去皮木）、楝参各一两，远志（甘草水泡，去心）、麦门冬（去心）、白术（去芦油）、陈皮（去白）各五钱，酸枣仁（炒）五钱，黄芩三钱，川黄连（去毛）五钱，白附子（煨）、珍珠、甘草各三钱，金箔三十片。

上为细末，好酒打稀糊为丸，如梧桐子大，金箔为衣。每服五十丸，空心白汤送下。最能祛风化痰，降火补气，养血理脾，宁心定志。轻者半科奏效，重者一料除根。

【按】 此案原患痫七年，龚氏以二丸并进，历半载而愈，复因防风摄生不顾，复感外邪，于内早有伏邪，此由外风引动，故病属内外合邪，虚实夹杂。治疗当祛邪而不伤正，扶正而不留邪。医痫无双丸攻补兼施，诸药共奏祛风化痰、降火补益、养血理脾、宁心定志之功，故能药到病除。

案 2：大圣夺命金丹治疗胎痫

大圣夺命金丹：治小儿急、慢惊风，癫痫天吊，客忤物忤中恶，及初生脐风，撮口著噤，胎惊胎痫，牙关紧急，惊风痰热，搐搦掣颤，反躬窜视，昏闷不醒，但是一切惊风危恶紧急之症并皆治之，其效如神。其他惊药俱不及此，真起死回生之良剂也。杨绳雨传。

天麻（泡）、全蝎（去毒）、僵蚕（炒）、胆星、防风（去芦）、羌活、白附子（炮）、茯神（去皮、木）、川芎、远志（泡，去心）、桔梗（去芦，炒）、石菖蒲、半夏（姜制）、人参（去芦）、白术（去芦）、茯苓（去皮）、酸枣仁（炒）、荆穗、细辛各五钱，川乌（炮，去皮、脐）一个，乌蛇尾（酒浸，炙）五钱，甘草，大赤头蜈蚣一条（薄荷汁浸，焙），沉香、犀角、羚羊角、辰砂（水飞）、珍珠、琥珀各一钱，天竺黄一两，牛黄一钱五分，雄黄、麝香各一钱，金箔三十片，银箔四十片。

上为末，姜汁打糊为丸，如芡实大，朱砂为衣。每服一丸，用金银同薄荷煎汤研化，不拘时服。

【按】 胎痫，又名胎搐，见于《活幼心书》，患儿症见百日内频发抽搐，身热面青，牙关紧闭，腰直身僵，睛斜目闭，多啼不乳。小儿为“纯阳”之体，发病容易，传变迅速，患病之后，易于变化，出现易寒易热、易虚易实的特点，病情容易由轻变重，由重转危，出现恶化的状况。故龚氏急投大圣夺命金丹以恢复脏气清灵，病情一般很快好转，可谓起死回生。

案 3：龙脑安神丸治疗痫证

龙脑安神丸：专治大人、小儿惊风癫痫，男、妇骨蒸劳热，咳嗽，语涩舌强久不瘥者及伤寒大热不解，久无汗者。大人服一丸，井花水调雄黄四五分送下，或细嚼，或研下。小儿一岁以下者，四之一；二三岁，三之一；四五岁以上者，二之一。极神效。

牛黄五分，片脑三分，乌犀角二钱，朱砂（飞过）二钱，人参（去芦）二钱，白茯神（去皮）三钱，地骨皮二钱，麦门冬（去心）二钱，桑白皮二钱，麝香三分，马牙硝三分，甘草二钱。

上各为末，分两秤停，合为一处，炼蜜为丸。每两作十丸，金箔四大张为衣，阴干，磁器内放，用黄蜡作盖，恐泄脑麝之气。此方百发百中，其功不能尽述。

【按】龚氏立此方治大人、小儿癫痫，以开窍醒神为主，故方中含大量具辛香走窜之性的芳香开窍药。心藏神，主神明，若心窍被阻、清窍被蒙，则神明内闭，神志昏迷，人事不省，“宣可去壅”，故治疗须用辛香开通心窍之品。心窍开通则神明有主，神志清醒，思维敏捷。本品以金箔为衣，黄蜡封藏，以保留冰片、麝香等药之气。此方配药、制方精良，用之神效，故龚氏谓“此方百发百中，其功不能尽述”。

案 4：追风祛痰丸加减及安神丸治疗风痰痫

王大参嗣君，年十八岁。患痫，每发即仆地，吐涎，不省人事，少顷复苏。或一月一发，或两月发四五次者，七年遍医弗效。余诊六脉滑数，人迎紧盛，此气血虚而有风痰壅并也。以追风祛痰丸加人参、当归、黄连各一两，安神丸，二药兼服，未及半年而痊。后有数人，俱同此治，皆愈。

……

追风祛痰丸：治诸风痫暗风。也之患此病者甚多，余用此得效者甚广，幸试之。

防风（去芦）、天麻、僵蚕（洗，去丝，炒）、白附子（面包煨）各一两，全蝎（去毒，微炒）、木香各五钱，牙皂（炒）一两，白矾（枯）五钱，南星三两（一半白矾水浸，一半皂角水浸，皆浸一宿），半夏（汤泡七次，研为细末，秤六两，分作二份，一份用皂角浸浆作曲，一份用生姜汁作曲）。

上为细末，姜汁打稀糊为丸，如梧桐子大，朱砂为衣。每服七八十丸，食远、临卧用淡姜汤送下，或薄荷汤下。

安神丸：治痫病常服。

当归（酒洗）、人参（去芦）、茯苓（去皮）、酸枣仁（炒）、生地黄（酒洗）、黄连（酒炒）、陈皮（去白）、南星（姜制）各一两，天竺黄五钱，牛黄二钱，珍珠二钱，琥珀二钱，朱砂五钱（为衣）。

上为极细末，炼蜜为丸，如梧桐子大。每服五十丸，清米汤下。忌母猪肉、牛羊犬马等肉、胡椒、葱、蒜。

【按】龚氏认为“痫属气血虚而兼痰火者，宜攻补兼施也”。本案患者气血虚而风痰盛，故以追风祛痰丸祛除体内邪实，辅以安神丸补益气血。心主血脉，肝藏血，脾统血，安神丸滋阴养血中，配合行气活血，补而不滞。其中，酸枣仁一药，补血之时，且兼安心、肝、脾三脏中血，使三脏受到充分滋养。所谓“治风先治血，血行风自灭”，气血充盈则风邪难留。

第七节　孙一奎

一、简介

孙一奎（1522—1619），字文垣，号东宿，别号生生子，明代著名中医学家，安徽休宁人。孙一奎为汪石山的再传弟子，自幼聪颖，好学勤求，为寻师访友，曾远历湘赣江浙等地，广询博采，访问名贤，探冥搜奇，经三十年，不但治病多验，而且在学术理论上颇有建树，尤其对命门、三焦等理论研究，均有个人见地。代表著述有《赤水玄珠》30卷、《医旨绪余》2卷及《孙氏医案》5卷。孙氏为人决死生多能效验，临证投剂屡起沉疴，留有治痫验案数则，对痫证亦有独特见解，学验俱丰，对痫证的研究有所启示。

二、医案

案1：葛根汤加减治疗风痰痫证

一黄氏妇，青年初孕，已及弥月。忽午夜口中呶呶，目作上视，角弓反张，裸裎不避羞耻，口眼偏邪，昏愦不知人事，问之不能言对，举家悚骇。予曰：此风痰为怒所动而成子痫，当从云箕子葛根汤加大腹皮，一两剂可愈也。方以葛根、贝母、丹皮、防风、川芎、当归、茯苓、桂心、泽泻、甘草各二钱，独活、石膏、人参各四钱，水煎饮之而苏。

【按】妊娠晚期，或临产时，或新产后，眩晕头痛，突然昏不知人，两目上视，手足抽搐，全身强直，少顷即醒，醒后复发，甚至昏迷不醒者，称为“子痫”，又称“妊娠痫证”。本例患者起病急、发病快，属感受外风，外风引动伏痰，病仍在太阳，故及时投以葛根汤以祛邪外出，并滋阴养血以解挛急。加大腹皮，以解除妊娠期患者腹部之拘急，乃中医“取相比类”之义。因贝母令人易产，未临月者用升麻代之。

案2：六君子汤化裁治疗痫证

一小童上达，年十六。忽面大肿，足亦微肿，喘息不安。此脾虚湿气壅盛所致。

酒芩、桑白皮、防风、葶苈子、陈皮、羌活、升麻、甘草、泽泻、白术，此上下分消法也。服后肿势稍退，但正气甚虚。以六君子汤加麦芽、泽泻，调理而安。一日因多饮食，且感风寒，痰涌吐逆，见鬼，面掉，手足角弓反张，唇口色黑，势极危急，此痫证也。以胆星、半夏、天麻、僵蚕、橘红、炙甘草、枳实、麦芽、白术、紫苏子、杏仁、前胡、白茯苓、姜三片，水煎饮之。一剂而愈。此后再不复发。

【按】“脾乃生痰之源”，脾虚则运化无力，故水湿无法正常代谢，聚湿为痰。本患者原有脾虚气郁湿滞，此次发病与饮食密切相关，复受外风引动痰涎，故以六君子汤化裁健脾运湿，燥湿化痰的同时兼顾消食化滞，避免脾失运化，食积化热，横生变证。由于患者本虚调治得宜，正气存内，受药剂之力相助，故能一剂而愈。

第八节　张介宾

一、简介

张介宾（1563—1640），字会卿，号景岳，别号通一子，明末会稽（今浙江绍兴）人；因他善用熟地黄，人称“张熟地”。张介宾十四岁时从京华名医金英学医，尽得其传。在医学理论方面，他根据《黄帝内经》“阴平阳秘，精神乃治”，提出“阳非有余”“真阴不足”“人体虚多实少”等理论，主张补益真阴元阳，慎用寒凉和攻伐方药，在临证上常用温补方剂，被称为“温补学派”；时人称他为“医术中杰士”“仲景以后，千古一人”。张介宾著有《类经》《类经图翼》《类经附翼》《景岳全书》等中医学经典著作，其学术思想对后世影响深远。在痫证方面，张介宾亦善从温补角度治疗小儿痫证，更加血肉有情之品以应同气相求。

二、医案

案：紫河车丸治疗小儿痫证

癫痫证无火者多，若无火邪，不得妄用凉药，恐伤脾气以致变生他证。且复有阴盛阳衰及气血暴脱而绝无痰火气逆等病者，则凡四君、四物、八珍、十全大补等汤，或干姜桂附之类，皆所必用，不得谓癫痫尽属实邪，而概禁补剂也。若真阴大损，气不归根，而时作时止，昏沉难愈者，必用紫河车丸方可奏效。其有虚中夹实，微兼痰火不清而病久不愈者，集验龙脑安神丸，最得其宜，随证增减，可为法也。

……

愚按：《千金方》论小儿风惊食三痫，陈无择论痫病由于三因之说，虽若切当，然风寒外感，自有表证，饮食内伤，自有里证，俱未必乱神若此。而癫痫为病，则忽而昏厥，此其病则专在心经，以乃肝胆二脏，又非风寒饮食所能顿病若此者。且风痫之义，本以木邪所属为言，亦非外感之谓。即有外感，或有饮食，亦无非因惊因恐相兼为病耳。若以三因并列之，则有未必然也。

……

薛氏治一小儿，患前证，吐痰困倦，半饷而苏，诸药不效，年至十三而频发。用肥浓紫河车生研烂，入人参、当归末，捣丸，桐子大，每服三五十丸，日进三五服，乳化下。一月渐愈。又佐以八珍汤全愈。

又一儿七岁发惊痫，令其恣饮人乳后，发渐疏而轻。至十四复发，用乳不效，亦用河车丸数具而愈，常用加减八味丸而安。后至二十三岁复发而手足厥冷，仍用前法，佐以八味丸、十全大补汤而痊。

【按】患儿年幼稚嫩，形体未充，幼年起病，痫证频发，昏沉难愈，乃根未坚、本尚虚也，宜补剂。熊笏《中风论》有云：“中风日久，则卫气必衰，欲在表之卫气盛，必须益其肾间动气，如树木培其根本，则枝叶畅茂也。”而诸药之中，均不如紫河车之妙。紫河车气血阴阳精俱补，作用全面；性又不寒不热，为卫气生发之源；更因为血肉有情之品，尤善补人之血肉，此乃同气相求之故也。佐以八味、八珍、十全大补之类，全在补人之精气血也。

第九节 叶天士

一、简介

叶桂（1667—1764），字天士，号香岩，清代著名中医，苏州人。叶家世代业医，叶天士自幼耳濡目染，也有志于此道，少时即受家学。叶天士最擅长治疗时疫和痧痘等症，是中国最早发现猩红热的人；首创温病“卫、气、营、血”辨证大纲，为温病的辨证论治开辟了新途径，被尊为温病学派的代表。其主要著作有《温热论》《临证指南医案》《未刻本叶氏医案》等。在叶氏存世的医案中，治痫验案不在少数，且发病特点均不相同，其理法方药直至今日仍有深入研究的价值。

二、医案

案 1：滋肾阴治疗痫证

幼稚惊痫，至十三岁患发，每发必于子夜阳动之时。想阴未充溢，肝风乘阳，冒乱神识，痰涎上涌，治痰清火无效。盖肝为肾子，木中阴火燔灼肾液，皆为上泛矣。女子天癸得来，斯病当有愈期。

大熟地，怀山药，当归身，茯苓块，山萸肉，紫石英，丹皮，泽泻，河车胶。

【按】子夜时刻，指的是每天的晚 11 点至凌晨 1 点这段时间，此时阴极阳生，故称一阳初动之时。患者每于此时发病，责之阴虚而阳无所制，肝风乘阳，夹痰上犯清窍；且肾中津液受肝中虚火所煎，上犯加重痰湿。而患者天癸至，肾液下降，此时为治愈本病的最佳时机。患者发病有时，治亦当因人制宜、因时制宜。

案 2：阳气郁窍络阻之痫证

汪，惊恐，阳升风动，宿痫遂发。吐痰，呕逆，不言，络脉失利也。

羚羊角，石菖蒲，胆星，远志，连翘，钩藤，天麻，橘红。

【按】此案患者受惊恐而发病，《素问·举痛论》曰："恐则气下，惊则气乱……"猝然受惊受恐，伤及心肾，导致心神不定，气机逆乱；气机上逆，则引动伏痰，痰性黏滞，易阻气机，络脉不畅，甚则出现血随气升，并走于上的病机变化。治当镇定逆乱之气机，息风化痰。

案 3：木火动心神虚之痫证

吴，惊狂，乃木火扰动，虽得平静，仍心悸怔忡，夜卧不寐。诊脉虚细如丝，已非痰火有余。议补心丹，以理心之用。

人参，茯神，枣仁，玄参，丹参，天冬，麦冬，生地，川连，柏子仁，菖蒲，桔梗，远志。

【按】此案有木火相煽之机，然患者尚有心血不足之象。心主血，肝藏血；心主神志，肝主疏泄；心为君主之官，肝为将军之官。人的精神、意识和思维活动，主要由心主宰，与肝的疏泄功能密切相关。肝属木，心属火，木生火，肝火上炎，就会带动心火，扰动心神，耗伤心血。所以肝火上炎之狂乱平息后，仍当补益心血、宁心安神，此所谓上工治未病也。

案 4：木火郁血滞之痫证

叶氏，每遇经来紫黑，痫疾必发，暮夜惊呼声震，昼则神呆，面青多笑，火风由肝而至。泄胆热以清神，再商后法。

丹皮，丹参，细生地，黑山栀，茺蔚子，胡黄连。

调入琥珀末。

【按】此案发病与月经密切相关，入暮病甚、面色青均为瘀滞之征，乃因肝郁化热，兼瘀滞所致。故用牡丹皮、栀子、胡黄连、茺蔚子清肝泻热，生地黄凉血，丹参活血，琥珀重镇安神。女子发痫，当综合考虑经带胎产等情况。此案先以活血凉血之品泻肝胆郁热、活血化瘀，待痫证发作平稳后，仍需进一步辨治。

案 5：火郁心肾不交之痫证

某，癫疾，脉不鼓指。议交心肾，益神志。

生地，龟甲，黄柏，川连（酒炒），菖蒲，茯神，远志，山栀，竹叶。

【按】《脉学心悟》云："若阳证虽见阳脉，但按之不鼓，指下无力，则脉虽浮大，便非真阳之候，不可误为阳证。"诊脉按之不鼓、指下无力，病属阴证、虚证。火郁乃心肾不交之虚火，且不可当成实火以清之，而当滋阴降火，交通心肾。

案 6：风阳阳亢之痫证

叶二九，五志阳升，神识迷惑，忽清忽甚者，非有形质之邪，乃热气化风上巅，致于竟夜不寐，攻痰疏利，决不效验，先以极苦之药，冀其亢阳潜降。

生地，龙胆草，丹参，木通，山栀，芦荟，青黛，薄荷。

【按】此案患者忽清忽甚，时发时止，为风善性而数变；热气化风，彻夜不眠，此为阳不入于阴，因阴虚阳无所归。苦能降泄，治当滋阴潜阳。叶氏用生地黄清热凉血、养阴生津，配龙胆草等七味极苦之药合用以清肝降火泻热，故能药专效宏。

案 7：劳心太过之痫证

某，平昔操持，身心皆动，悲忧惊恐，情志内伤．渐渐神志恍惚，有似癫痫，其病不在一脏矣。医药中七情致损，二千年来，从未有一方包罗者，然约旨总以阴阳迭偏为定评。凡动皆阳，当宗静以生阴是议。阳乘于络，阴脏不安，敛镇摄固，久进可效。家务见闻，必宜屏绝，百日为期。

人参，廉珠，茯神，枣仁，炙草，生龙骨，萸肉，五味，金箔。

【**按**】七情内伤，身心皆动。《诸病源候论·虚劳候》曰："忧愁思虑伤心……恐惧不节伤志。"《素问·阴阳应象大论》说"怒伤肝"，"喜伤心"，"思伤脾"，"忧伤肺"，"恐伤肾"。百病皆生于气，劳伤之证五脏皆有劳。此案病发于操持过度、情志内伤，当养阴制阳，然而心主神明、主血，肾主精，故治疗当以调心补肾为先。

案8：产后阴虚阳冒之痫证

某，小产不及一月，忽有厥逆痰潮，此阴分既虚，厥阳上冒。今二便已通，神志似属愦散，病虽已成癫痫，却非痰火有余。肝肾位远，治宜镇补，拟陈无择琥珀散。

人参，白芍，铁落，辰砂，磁石，远志，菖蒲，牛黄，琥珀。

【**按**】《素问·阴阳应象大论》曰："阴在内，阳之守也；阳在外，阴之使也。"此案产后血虚，阳无所根据，浮散于外，甚至上冒，虽多阳气上逆之证，然其病机在于阴虚阳脱，若清化痰火，则阳气耗散、损伤阴液，反而加重病情，故当滋阴潜阳，此乃治病求本也。

第十节　陈士铎

一、简介

陈士铎（约生于明天启年间，卒于清康熙年间），字敬之，号远公，别号朱华子，清代医家，浙江山阴人。陈氏幼习儒术，后究心医学，以"良医济世"为勉，治病多奇中，从不计酬；平生好学，上探典籍之奥，博采诸家之长，通过临床实践，擅长归纳总结，喜爱著书立说，以惠后学，著有《辨证录》《石室秘录》《内经素问尚论》《灵枢新论》《外经微言》等书。陈氏所记载之病证，前列症状，后辨析证情，立论透彻，且有创见；随症用药灵活切病，又详论方药的作用及其配伍关系；每疾除一主方外，还附有备方，以资互参。其现存治痫医案为亲身临床实践经验，具有较高的临床价值。

二、医案

案1：济难汤或菖姜汤治疗痰入包络之痫证

人有壮年之人，痰气太盛，一时跌仆，口作牛马之鸣者，世人所谓牛马之癫也，其实乃虚寒之证，痰入心包也。夫心属火，而心包亦属火也。心喜寒而心包喜温，所以寒气一入包络，即拂其性矣，况又有痰气之侵乎？夫人身之痰，五脏六腑，无不相入，安在犯包络之即至于迷心乎？包络为心君之相，凡有痰侵心，包络先受之，包络卫心，惟恐痰之相犯，故痰气一入，即呼诸脏腑来相救援。作牛马之声者，所谓痛不择声也。治法急救其心，不若救心包络。方用济难汤：

白术五钱，人参五钱，茯神三钱，菖蒲五分，远志一钱，柏子仁三钱，半夏三钱，天花粉一钱，南星一钱，附子一钱，神曲一钱。

水煎服。一剂而癫止，再剂痊愈。连服八剂，此症永绝不再发。

方中虽是救包络之药，其实仍是救心之味也，心安而包络更安。况附子、南星俱是斩关夺门之将，指挥如意，而外邪近贼扫荡无遗，可庆敉宁之福也。此症用菖姜汤亦神效。

人参五钱，肉桂二钱，半夏三钱，白术一两，茯神五钱，菖蒲一钱，良姜五分。

水煎服。十剂愈。

【按】心包络，是心脏外面的包膜，为心脏的外围组织，其上附有脉络，是通行气血的经络。《灵枢·邪客》认为，心为君主之官，邪不能犯，所以外邪侵袭于心时，首先侵犯心包络，故曰“诸邪之在于心者，皆在于心之包络”，即心包络有保护心脏，代心受邪的作用。因此，凡有痰侵，心包络先受之。陈氏以济难汤或菖姜汤用之，虽是救包络之药，其实仍是救心之味也，心安而包络更安。

案2：健脾益胃法治疗小儿痫证

小儿易于发癫痫者，虽因饮食失宜，亦由母腹之中，先受惊恐之气也。故一遇可惊之事，便跌仆吐涎，口作猪羊之声，世医谓是猪羊之癫，用祛痰搜风之药而益甚，绝不悟其先天之亏损，而大补其命门、膻中之火，所以愈不能见效也。治法宜补其脾胃之土（癫痫成于多痰，而痰多成于胃寒与脾寒也，温二经自然奏功），而更补命门之火以生脾，复补膻中之火以生胃，不必治痰而痰自消化也。方用四君子汤加减：

人参一钱，茯苓三钱，白术二钱，甘草一分，附子一片，半夏八分，白薇三分。

水煎服。

一剂即止惊，而癫亦即愈。

【按】小儿癫痫，或由于饮食失宜，或由于惊恐，需审度先后天之虚实。陈士铎谓：“四君子汤原是补脾胃之圣药，脾胃健而惊风自收，原不必用镇定之药以止之也。况加附子，无经不达，而更能直补命门、膻中之亡火，以生脾胃二经之土，则土更易旺而痰更易消。益之半夏以逐其败浊，白薇以收其神魂，安得而癫哉！此症用温养汤亦妙：人参二钱，白术三钱，肉桂五分，半夏八分，干姜五分。水煎服，一剂止，四剂全愈。”两方均旨在补益脾肾。

案 3：痰迷心窍之癫痫

更有羊癫之症，忽然卧倒，作羊马之声，口中吐痰如涌者，痰迷心窍，因寒而成，感寒则发也。天师传一方，治之神效，奏功实多。方用人参三钱，白术一两，茯神五钱，山药三钱，薏仁五钱，肉桂一钱，附子一钱，半夏三钱，水煎服。

【按】陈士铎谓：“羊癫症，得之小儿之时居多，内伤脾胃，外感风寒，结成在胸膈之中。所以一遇风寒，便引发旧痰。今纯用补正之药，不尽祛痰，转能去其病根也。若作风痰治之，虽亦奏功，终不能一止而不再发。此天师之方，所以奇而正也。”“此方助其正气，以生心血，又加桂、附以祛寒邪，加半夏以消痰，逐去其水，自然气回而癫止也。一剂全愈，永不再发，幸珍视之，毋忽。”

案 4：健脾祛痰法治疗痫证

雷公曰：我亦有方传子。治牛马之癫，虽与羊癫同治，而症实各异。方用人参三两，白术五两，甘草一两，陈皮三钱，生南星一两，半夏一两，附子一钱，为末，蜜为丸。须病未发前服之，永不再发。

【按】虽为癫痫，其证各异，故治之各有法度。此方祛顽痰而健脾胃，陈士铎谓：“盖健其胃气，自不生痰，况又佐之祛痰斩关之将乎！若羊癫之人，亦先以此方治之，亦自愈。人病来如作牛马声，即牛马癫也。大约羊癫小儿居多，牛马癫大人居半也。”

第十一节　冯兆张

一、简介

冯兆张（生卒年不详），字楚瞻，明清年间医家，浙江海盐人。冯兆张十三岁习医，从师访道十载，继承明薛立斋等之温补说，推崇赵献可之命门理论，且善于化裁古方，曾仿钱乙六味地黄丸加减衍为十方，以变通应用；其于内、外、妇、气功等科皆有研究，尤擅儿科，诊病主张因人、因时、因地制宜，集三十年之经验，著有《锦囊秘录》（1722）。其治疗小儿痫证，尤重小儿先天禀赋之厚薄、后天之虚实而辨证施治，疗效显著。

二、医案

案：补中益气法治疗痫证

冯楚瞻治金氏子，年十四，患痫病。群医针灸不效，继之消痰镇坠，其发更且频。诊脉洪弦有力，而二尺俱弱，此阴亏之极，孤阳不敛，火性上炎，僵仆诸候乃发，理所然也。消痰镇坠，不更耗阴分乎？乃令空心淡盐汤，吞加味八味丸四五钱，以使真阳藏纳。然阳无阴敛，何能久藏？火无水制，难免浮越。随以重浊大料壮水之剂，继之以助其封蛰之势，则水火得其所矣。下午乃服调补气血、养心清肺和肝之膏滋一丸。如是调理两月，精神倍长，痫症不治而愈。

加味八味丸方：

大熟地一斤，用八两清水煎汁去渣，将八两入汁内煮烂捣烂；入怀山药四两，炒黄；牡丹皮四两，焙；白茯苓三两，人乳拌透，晒干焙；山萸肉四两，酒拌蒸，晒干焙；泽泻二两，淡盐水拌，晒干炒；五味子二两，铜刀逐个切开，蜜酒拌蒸，晒干焙燥；牛膝三两，淡盐酒拌炒；肉桂去粗皮，一两五钱；制附子一两五钱。

用熟地膏加炼蜜为丸晒干，每早空心淡盐汤送服四钱，随服煎剂，使阳藏而阴以秘也。

煎方：

大熟地一两，丹参一钱五分，麦冬三钱，生白芍二钱，茯苓一钱五分，远志（用甘草水煮透）一钱二分，牛膝三钱，五味子六分，灯心十根，莲子十粒。

煎八分温服，于八味丸后。

凡滋阴药，最忌热服，热则走阳分，不能养阴，冷则直入肠中，又不能渗行经脉也。

膏滋丸方：

酸枣仁（炒熟捣碎）四两，归身（酒炒）四两，熟地八两，钗石斛二两，白芍（蜜水炒）三两，麦冬（黄米拌炒，去米）三两，牛膝三两，远志肉（甘草浓汁煮透）二两。

先用建莲一斤，煎取浓汁三十余碗去渣，入前药煎取头汁，去渣熬膏。用人参三两，白茯苓四两，各研极细末，入前膏内收成大丸，每枚重四钱，下午食远白汤化下一丸。

【按】此案患者群医治疗不效，其脉彰显病机，冯氏诊为阴亏之极，孤阳不敛，故以八味丸补益之类投之，调理甚佳。“汤者荡也，去大病用之。散者散也，去急病用之。丸者缓也，舒缓而治之。”本案中灵活运用中药剂型，膏滋丸与煎汤配合，滋养阴液用汤剂凉服，补肾健脾用膏滋丸缓缓补之，两种剂型相互配合，优势互补。

第十二节　陈修园

一、简介

陈修园（1753—1823），名念祖，字修园，一字良有，号慎修，清代著名医家，福建长乐江田溪湄村人。陈修园生于中医世家，苦攻经史之余还钻研古代医学经典，颇有心得，著述甚丰，有《神农本草经读》《医学三字经》《时方妙用》《时方歌括》《医学实在易》《医学从众录》《女科要旨》等，内容深入浅出，通俗易懂，切合实用，为普及中医知识做出了杰出贡献。他一生致力于医学理论研究与临床实践，其医理精湛，学识渊博，不仅是一位颇有创见的医学理论家、医术超群的临床家，还是一位杰出的中医普及家。在治疗痫证方面，陈氏常针灸与药治并用。

二、医案

案：痰热内蕴之痫证

阳明之脉环于唇。今唇见有红筋突起，即发掣动而厥，醒后乃复鼻衄，咯血，呕吐涎沫，大小便不调，脉弦滑数。

此胃中有积热内蕴，动血生痰，而厥阴木火之气又逆而上冲。延久方成癫痫，治之宜慎。

干地黄四钱，川贝母三钱（去心），怀山药三钱，白茯苓三钱，粉丹皮二钱，陈萸肉一钱，石决明四钱，泽泻二钱。

上药水同煎服。另吞虎睛丸二十一粒，开水送下。

【按】此案厥醒之后，始有鼻衄咯血、呕吐涎沫，并非癫痫本病之状。脉弦滑数，辨为胃中积热，动血生痰，兼厥阴气逆，确与脉证相合。其论延久方成癫痫一语，尤有高见。痰热内郁，血气上逆，恐迁延日久成痫。然用药与所论病机不符。方中用补益收涩之品，配以川贝化痰，未直接清胃热，揣度患者体内本虚，火热内耗，再以寒凉收涩之品，恐加重病情。

第十三节　林珮琴

一、简介

林珮琴（1771—1839），字云和，号羲桐，清代医家，江苏丹阳后松卜村人。林氏幼年随父读书，勤奋好学，后弃儒学医，潜心研读名家经典著作，以擅长治疗温病闻名。他济世之余，致力著作，采各家之长，结合临证经验，于1839年编成《类证治裁》一书。他对患者的病情观察和症状分析细致深入，对每一病例都认真诊断，根据病情遣方用药，善于化裁，经他治疗，甚有奇效，时人称他为“良医”。林珮琴于《类证治裁》概述了痫证的病因、脉证、治法、方剂，并附医案，有较高的医学价值，其中更对癫和狂等相似病证做出了分析判别。

二、医案

案：肾阴亏虚、肝阳上亢之痫证

张，中年宿痫频发，先必触事生怒，情不自禁，发则猝倒无知，啮舌糜烂，惊恐发搐，痰响便遗。此肾阴素亏，肝阳易亢，痰随火升，阻蔽心包，故来骤苏迟，且数发也。急则治标，用前胡、青皮、川贝、连翘、钩藤、竹沥、菖蒲、山栀。矾水煎，二剂诸症退，神识清。随服补肾平肝丸，发稀后用丸方常服：

茯神六钱，羚羊角三钱，胆星钱半，天竺黄五钱，郁金四钱，川贝四钱，莲子心六钱，西牛黄七分，栀心三钱。

矾水滴丸，朱砂为衣，服愈。

【按】此案患者素有痫证，中年频发，由情志诱发。《素问·生气通天论》曰：“阳气者，大怒则形气绝，而血菀于上，使人薄厥。”乙癸同源，肝主疏泄，肾主闭藏。肾阴亏虚，水不涵木，则肝阳无所归，易于内动，肝阳上亢，气逆而昏厥。因此，肾阴亏虚为本，肝阳上亢为标，急则治其标，缓则治其本，乃林氏治此案之意也：癫痫发作时，平肝潜阳、清热化痰；后期治病求本，以滋补肝肾为主。

第十四节　谢映庐

一、简介

谢映庐（1791—1857），名星焕，字斗文，映庐为其号，清代名医，江西省南城县万坊庙前村人。谢氏三世为医，星焕自幼读书，颖悟异常，因家道中落，弃儒攻医，熟读医书三百余家，崇李东垣、喻嘉言之学，临证四十余年，善治疑难奇险、误治失治之症，声誉卓著，著有《医学集要》《得心集医案》。其宝贵的学术经验主要反映在《得心集医案》中，医案中论病议病，切中肯綮，处方立法，匠心独运，其中痫证医案记载完整，分析详细，理法方药有传世之价。

二、医案

案 1：脾虚痫搐之痫证

傅芬圃之子，忽尔眼翻抽搐，喉内痰鸣，胸紧气促，发热汗出，盖不知为虚风之病，乃归咎于神煞所害，医巫杂治，合室惶惑。余至其厅，锣鼓宣扬，男妇杂集，声满房中，急为视之，面色黄白浮浮，两眼白珠纯青。一老妇擎杯灌药。余将药嗅，乃麝、片之香，因掷其杯，大声曰：此等治法，真属可笑。先令将锣鼓停止，盖病全是虚怯，正当安神为上，锣鼓声动，惊则气散，其药虽云截风，内有麝、片，皆能散气耗神。且天气暑热，加以人气满房，熏蒸逼炽，仓促之际，纵有明者主张，医者高见，亦当怵惕塞机，将何恃以望生耶？品翁敬服，辞巫散人。诊其额热气冷，胸紧痰鸣，便泄尿短，黑珠上吊，角弓反张，此乃脾虚痫搐之证，诚由胃气久弱，不能运化乳食，痰涎滞于胸，阻塞灵窍为病。盖阳明胃者，主束骨而利机关。饮食入胃，游溢散精，上归转输宣布洒陈之义，全赖胃气运行之力。今胃气既困，机关不利，运行失常，所以反张直折。治之之法，全以助胃扶脾为主。但使胃气旺，便能复其稼穑之常、运行之旧，其风岂非不截而自止乎？先与理中丸调灌，随以星附六君子汤加天麻、钩藤，数剂而安。

【按】此案患者病发不得正治，受惊动而使病势不减。谢氏观其证候，乃脾虚痫搐之证。所谓“脾胃者，五脏之宗也”，“有胃气则生，无胃气则亡”，脾胃乃后天之本、气血生化之源。此案脾胃已虚，运化失职，痰涎阻滞不化，上蒙清窍而发痫，故以理中丸、六君子汤之类加减，以助胃扶脾，祛邪外出。久病、重病，尤当注重顾护脾胃。

案 2：肝火旺盛之胎痫

傅海翁之媳，于归匝月，时值暮春，忽然仆地，眼翻口噤，两手握固，半晌方醒，已而复发。他医认为痰火闭窍，进大黄、槟榔、菖蒲、桃仁之属。治经半月不痊，众皆束手，延余诊治。

见其唇红面赤，脉沉实而滑，问得饮食间微若有呕，因称贺。海翁惊问。余曰：令媳之症乃胎痫，怀孕使然，因其体素有火，即误服破泻之药，而体坚病实，亦无大碍，不治并亦无妨，但得药早愈，免合室惊惶耳。因以四物加枯芩、半夏与之，仍然发闭。病者瞑目，口中呓语：我要银子还，不然，我要索尔命。众议此必邪祟所侵。又见其两手撮空，循衣摸床，皆曰：昨谢某在此，妄言胎痫，今已将危，何不延他一视。慌忙来寓，急延余往。余曰：早言胎痫小恙，何必如此大惊？如女肝家枯燥，此刻胎中正肝经主事，肝藏魂，血燥神魂不安，所以目中见鬼，口中乱语。又肝属木，木喜摇，所以手循摸耳。今吾以收魂药招之镇之，的可痊愈。疏方与服，数日未发。然不可停药，停药数日，往往复发如前，竟服至足月方已。后获弄璋，肥大之甚，母子均安，众称良治。

附方：

首乌，胡麻，茯神，枣仁，钩藤，小麦，菊花，法夏，麦冬，金银汤代水煎。

【按】此案为胎痫。孕时发痫，女子肝血枯燥，神魂不安而易发病。谢氏认为母体虽已误服破泻之药，仍属坚实，此为血虚致病，故先以四物之类。《素问·宣明五气》云：“五脏所藏：心藏神，肺藏魄，肝藏魂，脾藏意，肾藏志。”谢氏再以收魂药重镇安神，故方名曰“收魂”，实乃宁心安神，滋养肝肾，清肝泻热。

第十五节　张乃修

一、简介

张乃修（1844—1905），字聿青，又字莲葆，清末医家，江苏无锡人。张氏自少年时从其父张甫崖习医，曾随父为太平军治病；晚年旅居沪上十余年，救奇难大症无数，医名大振。其于1897年撰《张聿青医案》，书中所列老年医案，俱见匠心，其中的老年病学术思想和临床经验不仅启发后学，也丰富了我国传统老年医学之宝库。张乃修长于内科，针对痫证，施治甚有条理，对痫证研究有很大贡献。

二、医案

案1：心火未宁之痫证

朱左，不寐神烦大退，脉亦稍觉柔和。然左寸尚觉弦大，还是心火未宁。再宁神泄热，心火下行，则肾水自固。

猪胆汁炒酸枣仁二钱，粉丹皮二钱，黑山栀三钱，竹沥半夏二钱，块辰砂（绢包）三钱，夜交藤三钱，茯苓、神各二钱，细生地四钱（炒松），川雅连三分，灯心五尺。

【按】 此案因心火不宁，故当清心泻火、宁心安神。方以黄连、灯心草、黑栀子泻心火；牡丹皮、生地黄清热凉血；猪胆汁、竹沥、半夏清热化痰；酸枣仁、夜交藤、茯苓、茯神宁心安神，且夜交藤可交通阴阳，使阳得以入于阴，则可安眠。诸药合用，使心火下行，则肾水自固。

案2：肝火夹痰之痫证

某，湿热之后，痰湿未清，肝火夹痰上升，哭泣发厥，厥回脉仍弦数。痰火尚未平靖，宜清以泄之。

制半夏，茯苓神，珍珠母，广郁金，南星，炒枳实，炒竹茹，块朱砂，青果汁。

【按】 此案本在湿热之后，痰湿未清。湿性缠绵，易于留恋；肝失条达，脾失健运，痰浊遂生；肝郁则化火、化热，火痰热相结，侵犯心脑，则发为厥、为痫。治当清热化痰，健脾除湿，疏肝泻热。

案3：肝气夹痰犯肺之痫证

气从上升，则动辄哭泣而痰如涌。此肝气夹痰犯肺，非旷怀不能为功也。

代赭石四钱，钩藤二钱，煅牡蛎四钱，旋覆花二钱，东白芍一钱五分，生香附二钱，橘叶一钱，煅龙骨三钱，白蒺藜三钱，炒竹茹一钱。

【按】 本案所言，气机不利，亦引起情志变化。《素问·阴阳应象大论》记载：恐胜喜，喜胜忧，悲胜怒，怒胜思，思胜恐。肝属木，在志为怒；肺属金，在志为悲。

肝火上炎，木火刑金，易犯肺脏，而悲伤哭泣；郁结之肝气得以疏泄，则病向愈，此所谓情志治病。故张氏立方以通利气机为主。

案 4：风痰入络之痫证

某，眩晕跌仆，涌涎肢搐，发则不及备，过则如常人。此风痰入络，痫厥情形，势难杜截。

制半夏，茯苓，僵蚕，白蒺藜，钩藤，远志，橘红，陈胆星，天麻，九节菖蒲。

【按】此案为风痰入络证，症以突然昏倒、肢体抽搐、口角流涎等为主，醒后如常。张氏认为，此时风痰尚未入脏，应当及时截风化痰，否则情势难测，故治以祛风化痰。

案 5：浊痰上逆之痫证

汤左，稍涉忿怒，肝阳逆上，阳气不入于阴，寤不成寐。脉弦，苔白心黄。恐浊痰随时上逆，而致癫痫也。

制半夏三钱，炒枳实一钱，煅青龙齿四钱，炒肥知母二钱，酸枣仁二钱（猪胆汁炒），橘红一钱，陈胆星八分，夜交藤四钱，朱砂安神丸二钱（开水送下）。

【按】此案患者平素烦躁易怒，伴不寐、脉弦等症。怒则气逆，痰随气升，蒙蔽神窍，则发为癫痫。治疗当清热化痰，平肝潜阳。除此外，配合情志疏导，可令药半而功倍。

案 6：育阴潜阳治疗风痰痫

惊风之后，风痰入络，舌强不语，步履举动，状如傀儡。兹则不时痉厥，厥则颧红火升，目斜口开手撒，四肢厥逆，脉细弦少力。络隧之中，虽有风痰内阻，而肝阴肾液已亏，以致风邪升动。拟育阴潜阳。

生龟板六钱，白芍二钱，川贝母二钱，茯苓三钱，大淡菜（酒洗）二只，生牡蛎八钱，磁石三钱，橘红一钱，阿胶二钱，金器一件。

【按】此案因阴虚阳脱，虚阳外越，故方中运用生龟甲、大淡菜、生牡蛎、磁石、金器大剂量重镇潜阳之品，佐以白芍、阿胶滋阴，川贝母、茯苓化痰除湿，可谓阴阳配合、攻补兼施。

案 1 与案 2 中皆用朱砂，但需注意，朱砂不宜入煎剂，因其如被煎煮，易释放汞毒，伤人性命。朱砂可为散剂，温水或凉水冲服，也可为丸衣，既可安神，又可防腐。朱砂生服，虽剂量大亦较安全，若煎服，虽剂量小而危险，不可不知。

第二章　近现代名医临证医案

第一节　张锡纯

一、简介

张锡纯（1860—1933），男，字寿甫，原籍山东诸城，河北省盐山县人，中西医汇通派的代表人物之一，近现代中国中医学界的医学泰斗。其结合几十年临床实践，著成《医学衷中参西录》一书。张锡纯治疗痫证，用药配伍各有深意，且注重炮制对药效的影响，并随病程变化选择剂型，后世理应用心学习其治病之精髓。

二、医案

案：荡痰汤治疗痰痫

后治奉天小西边门外王氏妇，年近三旬，得痫疯证，医治年余不愈，浸至每日必发，且病势较重。其证甫发时作狂笑，继则肢体抽掣，昏不知人。脉象滑实，关前尤甚。知其痰火充盛，上并于心，神不守舍，故作狂笑；痰火上并不已，迫激脑筋，失其所司，故肢体抽掣，失其知觉也。先投以拙拟荡痰汤（方在三期三卷，系生赭石二两，大黄一两，朴硝六钱，清半夏、郁金各三钱），间日一剂。三剂后，病势稍轻，遂改用丸药：硫化铅、生赭石、芒硝各二两，朱砂、青黛、白矾各一两，黄丹五钱，共为细末，复用生怀山药四两为细末，焙熟，调和诸药中，炼蜜为丸，二钱重。当空心时，开水送服一丸，日两次。服至百丸全愈。

【按】本案患者病史多年，缠绵难愈且有加重之势。张氏认为前期患者病势急、病情重，痰火充盛，故以荡痰汤祛邪外出，“汤者荡也，去大病用之”。治疗后期，患者病势缓、病情轻，且需用多种煎汤时有效成分不易煎出的矿物药，故以丸剂徐徐图之，“丸者缓也，舒缓而治之”。炼蜜为丸，一方面天然防腐，易于储存；另一方面也可矫味，易于口服。

第二节　贺季衡

一、简介

贺季衡（1866—1934），男，原名钧，号寄痕，丹阳县城人。贺老秉承经旨，博览深学，辨证准确，诊治精当，立法处方，注重实效，用药精妙，开创了孟河马派之支流——丹阳贺派。贺老治病重现实症状，辨证准确，立法处方讲究师古而不泥古，善据实创新，务求中病，遗著《贺季衡医案》由其孙贺桐孙辑释行世，其现存医案恰是贺氏医道的体现，应细细研读。定痫丸是其临床治疗痰热阻络的常用方。

二、医案

案：风痰入窍之痫证

赵男，羊痫初起，猝然闭厥，肢震，不省人事，口泛清涎，逾时甫解，脉弦数，两目短视，口不能言。风痰入窍所致。

生石决一两（先煎），煅龙齿五钱（先煎），明天麻一钱五分，川郁金二钱（矾水炒），远志肉一钱五分，天竺黄二钱，炒僵蚕二钱，双钩藤四钱，薄荷一钱，九节蒲八分。

另：抱龙丸一粒，化服。

【按】“无痰不作痫”，痫病多由顽痰阻闭清窍而发。本案患者羊痫初起，以风痰入窍表现为主，治疗以豁痰安神加平肝息风之品，兼加郁金行气活血通络，病情向愈。顽痰在里，黏滞难消，受风引动、攻窜为病，贺氏以平肝息风化痰为法，用药精妙，注重实效。

第三节　萧龙友

一、简介

萧龙友（1870—1960），男，名方骏，字龙友，别号息翁，四川省三台县人。1914 年入京为官，闲时为人治病。1928 年弃官行医，署名“医隐”，自号“息翁”，正式挂牌行医。其著作有《整理中国医药学意见书》《现代医案选》《息园医隐记》《天病论》等。萧老重视辨证论治，主张四诊合参，行医多年治愈了不少疑难病症，现存医案记载详细。

二、医案

案：肝热生风之痫证

张男，三十岁，一九五一年二月二十二日：脉不流畅，神经衰弱，近又因有不如意之事，内动肝热，热极生风，致神识不清，肢体抽搐，心乱而虚，致成此候。病势匪轻，不可大意，宜小心调护，疏方照服，得效再议。

牡蛎七钱，生龙齿六钱（二味同先煎），南沙参四钱，朱茯神四钱，真郁金三钱，炒栀子三钱，忍冬藤五钱，净连翘三钱，西防风二钱，生白芍五钱，粉丹皮三钱，桑寄生五钱，细生地四钱，柏子仁三钱，酒黄芩三钱，生甘草三钱。

二诊，二月二十三日：

据述服前方病无出入，虽仍作抽搐，但为时稍短。心经热重为日已久，且有肝郁，故啼笑无常，良由有不如意之事未能自解，致成此候。宜小心将护，设法使之高兴。大解三日未行，小溲黄浊，内热尚重，法当标本兼治。

生龙齿六钱（先煎），南沙参四钱，柏子仁三钱，生栀子三钱，粉丹皮三钱，川黄连一钱，朱茯神四钱，真郁金三钱，火麻仁四钱，生白芍五钱，郁李仁四钱，大生地四钱，盐黄芩、柏各二钱，合欢花四钱，甘草梢三钱，生苇茎五寸。

【按】本案患者早有气机不畅之象，复受情志干扰，更使气机郁结，终使气机逆乱，病发成痫，此与肝气郁滞密切相关。肝在五行属木，木性曲直，喜条达、伸展、舒畅，故治疗尤重疏肝解郁。中医重视形神合一，方药治疗之外，适当加以情志疏导，利于疾病向愈。

第四节　施今墨

一、简介

施今墨（1881—1969），男，原名施毓黔，字奖生，浙江萧山人，北京四大名医之一。施老治病善用经方、大方，长于使用对药，1982年由其弟子吕景山将其临床用药经验加以整理出版了《施今墨对药临床经验集》。施今墨医术高超，治愈了民间的许多疑难重症，毕生致力于中医事业的发展，提倡中西医结合，培养了许多中医人才，为中医事业做出了突出贡献，享誉国内外。对于癫、狂、痫等病证，施老善用龙骨、牡蛎对药。

二、医案

案：风痰闭阻之痫证

孟男，廿六岁，患癫痫症已四五年之久，病来时突然跌倒，不省人事，四肢抽搐，颜面苍白，口角流涎，小便失禁，数分钟后自能醒转，平素头时晕痛，或觉沉郁，意志悲观，睡眠不安。

节菖蒲一钱半，酒地龙二钱，白僵蚕一钱半（炒），茺蔚子二钱，川郁金一钱半，明天麻一钱半，明玳瑁三钱，紫石英五钱，紫贝齿八钱（同包），磁朱丸四钱，秫米三钱（同包），清半夏三钱，首乌藤五钱，白蒺藜五钱，酒川芎一钱半，酒当归三钱，朱茯神三钱，奎白芍四钱。

二诊：前方连服四剂，癫痫竟未再发，殊令人快意，拟用常服方，或可不再重犯也。

紫石英五钱，紫贝齿八钱（同包），磁朱丸四钱，秫米三钱（同包），酒川芎一钱半，酒当归三钱，酒生地三钱，奎白芍四钱，清半夏三钱，炒蕤仁四钱，首乌藤五钱，白蒺藜五钱，双钩藤一钱，节菖蒲五钱，川郁金一钱半，酒地龙二钱，白僵蚕一钱半，炒茺蔚子二钱。

【按】吴鞠通有言："以食血之虫，飞者走络中气分，走者走络中血分，可谓无微不入，无坚不破。"本案中，患者病痫年久，病发症重，且常伴情志低沉，故而施老治疗前期重在涤痰开窍，后期在滋阴潜阳的基础上，从病久入络的观点出发，活用虫类搜逐通络之品如酒地龙、白僵蚕，效果甚佳。

第五节　徐恕甫

一、简介

徐恕甫（1884—1964），男，字道忠，安徽巢县人，临证涉及内、外、妇、儿诸科，病家咸往，辐辏于道。编著有《医学源流》《伤寒摘要》和《徐恕甫医案》等。徐老治痫善依患者特点化裁古方，多案强调用药服法，屡治屡验。

二、医案

案 1：风痰火上犯清窍之痫证

唐幼，九岁，痫证罹患数年，始则年发作二三次，渐次加重，近又日发数次。猝然仆倒，昏不识人，手足抽掣牵引，口角流涎，咽干溺赤，脉来滑大。此风痰火三者为祟，姑拟一方：

天竺黄一钱二分，化橘红一钱，胆南星一钱，京菖蒲一钱，清全蝎一钱，法半夏一钱五分，杭麦冬二钱，煅磁石一钱五分，粉甘草八分，小竹油半杯，姜汁半杯，赤金三张，琥珀抱龙丸二十粒（分二次服）。

二诊：上方迭服六剂，半月未犯。昨又小作，嘱仍照原方服五剂，可望痊愈。

半载后来告，迄今未发。

【按】小儿痫证，张景岳云："有从胎气而得者，有从生后受惊而得者，盖小儿神气尚弱，惊则肝胆夺气而神不守舍，舍空则正气不能主而痰邪足以乱之"。本案正与其肝胆夺气，痰邪扰乱相合，乃肝火上蒙心窍，风痰外窜经络而发。方用琥珀抱龙丸，复增天竺黄、胆南星、全蝎之量，重在开窍化痰，息风止痉；伍菖蒲、竹油清热涤痰；橘红行气兼助化痰；半夏、姜汁燥痰和胃；麦冬、磁石、赤金清心开窍。一方之中，总不离乎"痰"字，则痰可豁，痫可定也。

案 2：痰蒙神窍之痫证

胡右，三十五岁，多思善虑，心神失守，怔忡失眠，时而神明错乱，不能自主，或哭或笑，日趋严重，或三五日一作，或一日一作，两手抽掣，周身麻木不仁，胸背胀闷。病证俨似痉痫之状，最难主治。窃常用琥珀抱龙丸安心神、去痰火，效验颇好，再试服之：

琥珀抱龙丸六粒（开水冲化），小竹油半杯（冲），生姜汁小半杯（冲）。

二诊：服六日，病情大减，心神安，不昏迷、不抽掣、胸背不痛。仍拟原法照服，从后病证未再发作。

此乃屡用屡验之方，万勿轻视。

【按】此案痰邪在内，攻窜作乱，致使病发频繁、心神不定，徐先生乃以开窍息风剂配以涤痰之品治之。琥珀抱龙丸乃抱龙丸加味而成，其开窍化痰、息风止痉力甚著。先生多案用小竹油和生姜汁冲服，也是其惯法。《杂病源流犀烛》载竹沥运痰丸即用诸药以竹沥、姜汁为丸，治痰涎涌聚。竹油乃竹沥之别称，概先生受此启发，取之与抱龙丸同服，故有屡治屡验耶。

第六节　陈清濂

一、简介

陈清濂（1884—1966），男，山西省天镇人，内蒙古自治区著名中医学家。其临床擅长内、妇科，对针灸造诣尤深，辨证主张脉症并重、四诊合参配以腹诊，精思取舍，排难决疑，切中病机。陈老治痫常针药并用，疗效均佳，扩展了痫证的中医治疗思路。

二、医案

案 1：磁朱丸治疗痫证

薛某之女，包头市，患痫证，隔几日发作一次，发则先头晕，后即昏迷不省人事，手足抽搐，针刺人中、内关、百会，内服黄连面，顿服，少顷即醒。

【方药】磁朱丸。

磁石 10g，朱砂 1g（冲），神曲 6g，黄连 10g，清半夏 10g，明天麻 10g，石决明 15g，胆南星 6g，僵蚕 6g。

水煎服，4 剂而愈，至今未犯。以后即以此法治疗多例，效果均佳。

【按】此案痫证发作较频繁，有明显的发作前症状及意识丧失，故以针灸配合黄连开窍醒神以救急。陈老后以磁朱丸调治，力求重镇安神之功，临床疗效明显。然磁石、朱砂毕竟为重坠之品，不免有损伤胃气之弊，方中虽用神曲和之，终不可久服、过量服用。后世治痫可求其法而择优入药。

案2：抑肝散加减治疗痫证

曹某之女，12岁，包头市，患痫证，发则目上视，角弓反张，不省人事，口吐白沫。先针刺人中、百会、长强、承浆、阳通（采用平补平泻手法），痫止后用抑肝散（软柴胡、甘草各8g，川芎12g，当归、炒白术、茯苓、钩藤各15g）加龙骨10g，桂枝10g，白芍6g，全蜈蚣1条。2次即愈，至今未犯。

【按】此亦为针药联合之案。痫之为病，发作时当治标，未发时当治本，陈老先以针灸醒神开窍，后用抑肝散加味调治固本，效果显著。抑肝散由当归、炒白术、钩藤、川芎、茯苓、柴胡、甘草组成，为四逆散之变方，主治肝气不疏诸证。本案加龙骨平肝潜阳，桂枝温经通络，白芍柔肝止痉，全蜈蚣搜风豁痰，乃使患者痊愈。

第七节　蒲辅周

一、简介

蒲辅周（1888—1975），男，四川梓潼人，著名中医学家，生于世医之家，自幼研读医书，十八岁便悬壶于乡里。蒲老精研医理，博览兼收，治学严谨，长期从事中医临床、教学和科研工作，精于内、妇、儿科，尤擅治热病，把伤寒、温病学说熔于一炉，经方、时方合宜而施。多次传染病流行时，他辨证论治，独辟蹊径，救治了众多危重患者，为丰富、发展中医临床医学做出了宝贵的贡献。对于痫久不愈，蒲老常用吐法治之。

二、医案

案：调和营卫，祛风活络法治疗经期抽搐

何某，女，21岁，未婚。

三年前因寒夜起床大便，感受冷气昏倒，此后每次月经来潮时即发生麻木抽搐，经后始平，腹痛量多有紫血块，曾经各医院治疗二年余，未见显效。诊其脉象弦虚，舌正无苔。

【病机】乃本体血虚，风冷之气，乘虚而入，邪气附着，营卫失和，以致经期抽搐。

【治法】调和营卫，祛风活络。

【方药】当归、桂枝各二钱，吴萸八分，细辛七分，黄芪、白芍各三钱，防风、川芎各一钱五分，桑寄生四钱，生姜三片，大枣三枚。

连服七剂。

下月行经，即无抽搐，但感觉麻木未除，仍用前法。经净后，即停汤剂，早晚各服十全大补丸二钱。再至下月经期，麻木亦微，唯腹部仍有不适感，已不似从前疼痛。经期仍服汤剂；经后，早服十全大补丸二钱，晚服虎骨木瓜丸二钱。数月后诸症平，经期亦复正常。

【按】女子行经期间血室正开，一方面由于机体抗病能力相对较弱，故而邪气容易入侵；另一方面，用药时大寒大热之品尤当慎用，切忌强攻。经期发病，本为营卫失和，风气妄动，故本案蒲老用药注重温和，以调和营卫为主，兼以祛风活络。

第八节　王乐亭

一、简介

王金辉（1895—1984），男，号乐亭，河北省香河县王指挥庄人。王乐亭曾考入中国大学学习，两年后，弃学从医，拜北京针灸名医陈肃卿为师，学成后开始使用针灸行医治病，人称“金针王乐亭”。其行医五十年，声名遍于京城，著有《金针王乐亭》一书，该书是其学术思想和临床经验的很好总结。其以针灸治疗痫证的临床经验，为后学留下了宝贵的财富。

二、医案

案：补肝肾，安心神治痫证

王某，男，18岁，1974年4月初诊。

家属代述：患者于7年前曾持续发高热3天，经治疗烧退，半个月以后突然仆倒，昏不知人，四肢抽搐，两目上吊，口吐白沫，舌尖被咬破，抽止醒后嗜睡。其一个月发作2~3次，经某医院诊为癫痫，服用苯妥英钠和中药，发作次数减少，但近一月来发作较频繁，每次发作持续2~3分钟，醒后头痛，困倦、自觉记忆力减退，学习很吃力，思考能力迟钝，夜卧尚安，二便正常，精神萎靡。面黄，身体瘦弱，身材矮小，舌苔薄白，舌质淡，脉沉滑。

【证型】 热灼伤阴，肝肾阴虚，虚火扰神。

【治法】 滋补肝肾，镇肝安神。

【取穴】

处方一：鸠尾，中脘，气海，内关，神门，足三里，三阴交。

处方二：督脉十三针方。

两方交替使用，每周3次。

手法：补法。

治疗方法：根据患者以往发作的大致日期，于发作前10天连续针刺5~6次，即停针观察。下个月按原治疗方案进行治疗。针后结果：第一个月发病一次，但日期推迟5天，发作情况尚无明显变化。第二个月发病一次，日期向后推延10天，发作时症状减轻，醒后头痛、疲乏感稍轻，可以自行缓解，不必卧床休息，1~2小时后即恢复正常。第三次发作与末次发作间隔将近2个月，发作后见有头晕、体乏。之后间隔5个月未犯病，仅感心里难受，头脑发乱，卧床休息片刻，睡醒后症状即消失。以后间隔半年仍未犯病，去农村插队2年，分配工作。1978年随访时，一直未再发作。

【按】 本案病程日久，证候由实转虚，本虚标实而侧重在“本虚”，其虚多见气虚与阴虚，但以肝肾为主。按“缓则治其本”的原则，治以扶正培本为主。故王老先生选穴以补益为主，按病期规律性针灸，疗效显著。自古以来不少医家尝试用针灸治疗痫证，其效果显著、操作方便，应得到更广泛地学习和发展。

第九节　吴元鼎

一、简介

吴元鼎（1895—1970），男，字少怀，祖籍浙江钱塘。著作有《吴少怀验方集》《胆胃证治》，以及去世后由其学生整理出版的《吴少怀医案》等。吴老采用汤丸结合治痫证、用散饮结合法治不寐、用动静结合法调整心肾，从阴中求阳，阳中求阴，充分体现了其辨证施治的灵活，为中医学留下了宝贵的财富。

二、医案

案：枳桔二陈汤合栀附丸加减治疗痰热痫

赵某，女，20岁，学生，1967年9月22日初诊。

旧有气管炎，经常咳嗽，近3个月来常于黎明口吐涎沫，手足厥冷，不省人事，约半小时后复苏，饮食、二便均正常，月经调，下肢浮肿。检查：舌苔薄白，脉左关沉滑，余沉伏。

【证型】肝郁气滞，痰扰心神。

【治法】理气化痰清热。

【方药】枳桔二陈汤合栀附丸加减。

清半夏9g，茯苓9g，陈皮4.5g，生甘草4.5g，枳壳4.5g，桔梗6g，炒栀子4.5g，香附9g，车前子9g。水煎服。

9月25日二诊：服药3剂，痫止，头部清爽，咳痰较多，小便畅利，下肢肿消，舌脉同前，药后有效。

【方药】按上方去陈皮，加当归9g，生白术6g，橘红4.5g，焦山楂4.5g。水煎服。

9月29日三诊：服药3剂，诸症均减，病未再发，舌苔薄白，质红，脉沉细弦缓。病已向愈。

【方药】清半夏24g，陈皮18g，茯苓24g，枳壳18g，桔梗18g，天竺黄15g，当归30g，白芍30g，香附24g，山药24g，枸杞子15g，黄芩15g，车前子15g，生甘草9g。

共研细末，炼蜜为丸，如梧桐子大，每晚服30丸。

3个月后，经随访，病已愈，未再发。

【按】此案患者本有气管炎病史，日常受痰湿困扰，舌脉可反映脏腑的寒热虚实、病邪的性质、病位的深浅，对于痰湿尤为灵敏。患者前期口吐涎沫，舌苔薄白，脉沉滑，痰湿较甚，故治以理气化痰清热为主；后期咳痰减少，舌苔薄白，脉沉细，故以健脾除湿为主。就诊期间，吴老谨守病机，先以化痰，再绝生痰之源，故而痊愈较快。

第十节　邹云翔

一、简介

邹云翔（1897—1988），男，祖籍江苏无锡，著名中医学家，我国当代中医肾病学的奠基者和开拓者，出版了中国首本中医肾病专著《中医肾病疗法》，对中医肾病研究影响极大。他认为，癫痫病原由痰热所致，治疗立法应是豁痰和泄降其热，若是虚久不禁攻伐当以培调为先，为中医治痫扩展了思路。

二、医案

案：礞石滚痰丸合温胆汤化裁治疗痰热痫

朱某，女，15岁，学生，1957年7月4日初诊。

患者于1957年4月20日突然昏倒，不知人事，四肢抽搐，目睛上翻，口中有分泌物，唇缘咬破，呼吸急迫，身有发绀，小溲失禁，历半小时才恢复，之后沉沉入睡。从4月至7月发作4次，发作时间以月经前期、月经期为多。6月患者至某精神病医院就医，诊断为癫痫大发作，给服苯巴比妥及苯妥英钠，但服后有过敏反应，全身发麻疹样皮疹而停药，于7月4日转邹老处治疗。近2个月来，痫证频发，平时头昏目眩，气火有余。患者母亲自诉其怀孕期间情绪不佳，并曾跌跤流红。

【证型】痰蒙心窍。

【治法】疏肝舒郁，开窍化痰。

【方药】白蒺藜12g，细柴胡1.2g，炙远志9g，石菖蒲3g（后下），广郁金3g，生牡蛎15g（先煎），淡海藻30g，化橘红9g，竹沥半夏9g，青龙齿12g（先煎），朱茯神9g。

7月8日二诊：患者仍觉头昏，前拟开郁豁痰，未见进退。

【证型】痰蒙心窍。

【治法】疏肝舒郁，开窍化痰。

【方药】前方加减。

白蒺藜9g，竹沥半夏9g，广郁金3g，炙远志9g，化橘红9g，淡海藻9g，细柴胡1.2g，粉丹皮9g，石菖蒲3g（后下），青龙齿12g（先煎），生牡蛎15g（先煎）。

7月15日三诊：近日来痫证抽搐3次，足证以前所服之药尚未生效。

【证型】痰蒙心窍。

【治法】豁痰安神。

【方药】温胆汤合礞石滚痰丸加减。

陈胆南星3g，桃仁泥9g，盐水炒川黄连12g，粉牡丹皮10g，姜枳实6g，姜汁炒竹茹9g，炙远志9g，广郁金3g，焦栀子9g，青龙齿9g（先煎），炒杏仁4.5g，礞石滚痰丸9g（吞服）。

7月18日四诊：前拟温胆汤导下，近日未见发作，自觉寐佳，阳得下降。

【方药】姜汁炒竹茹9g，陈胆南星2.4g，姜枳实3g，广郁金3g，龙齿9g（先煎），生牡蛎12g（先煎），石菖蒲1.2g（后下），炙远志3g，化橘红8g，礞石滚痰丸1.5g（吞服）。

7月20日五诊：2日未见发作，尚觉头晕，经来最多。

【方药】投泻肝涤痰之品。

柴胡1.2g，杭白芍9g，粉牡丹皮9g，化橘红9g，姜汁炒竹茹9g，陈胆南星3g，天麻2.4g，炙远志9g，生牡蛎12g（先煎），青礞石4.5g（先煎），活磁石9g。

7月22日六诊：痫证，前拟泻热涤痰之品，近2日以来未见发作，再拟化裁前制，以期不发为是。

【方药】姜汁炒竹茹9g，陈胆南星3g，广郁金3g，生石决明12g（先煎），生牡蛎12g（先煎），石菖蒲1.5g（后下），炙远志9g，青龙齿12g（先煎），生白芍3g，化橘红9g，礞石滚痰丸1.5g（吞服）。

8月19日七诊：七诊时原方未更。今诊仍觉头昏头痛，风阳未息，经事未过。

【治法】清泄涤痰。

【方药】 姜汁炒竹茹 9g，陈胆南星 2.4g，炙远志 6g，化橘红 9g，生牡蛎 12g（先煎），竹沥半夏 9g，焦山楂 9g，石菖蒲 1.5g（后下），青龙齿 9g（先煎），礞石滚痰丸 0.9g（吞服）。

9 月 3 日八诊： 投开窍化痰之品，2 周未发作。

【方药】 石菖蒲 9g，朱茯神 24g，白蒺藜 24g，陈胆南星 24g，化橘红 30g，粉牡丹皮 24g，焦栀子 24g，姜竹茹 30g，姜枳实 5g，青龙齿 24g，生牡蛎 24g，竹沥半夏 24g，礞石滚痰丸 15g。以上研细末，另以活磁石 90g 煎汤水泛丸如梧桐子大小，每日 6g，分 2 次吞服。

10 月 14 日九诊： 痫证未发，肝气乘胃作痛，痛亦不甚。

【治法】 平肝泻热，豁痰和胃，气和则痛止。

【方药】 9 月 3 日原丸方。加川贝母 9g，另以绿萼梅 9g，玫瑰花 10 朵煮汤水泛丸，服法同上。

11 月 8 日十诊： 痫证自 7 月 15 日后未发，间有胃气作痛，再拟踵武前制。

【方药】 10 月 14 日原丸方 1 料，隔日服用。

1958 年 3 月 1 日十一诊： 痫证自 7 月 15 日后未发，仍以前法治之。

【方药】 以原丸方再加炙远志 15g 制丸剂巩固。

【按】 本例患者正当发育时期，体质尚壮，痰热虽盛，正气未衰，当能耐受攻伐重剂。最初两诊虽以清热化痰为先，但剂轻药弱而致乏效，抽搐连发 3 次。三诊时认证为痰热阳证，则以礞石滚痰丸辅以泄降涤痰之品，以十味温胆汤加减。礞石滚痰丸是实热老痰峻剂，成分有黄芩、大黄、沉香、礞石。《医宗金鉴》释其方义为："阳盛煎灼成痰，故治痰者，以清火为主。黄芩清心中无形诸热，大黄泻肠胃有质实火，此治痰必须清火也。以礞石之燥悍，此治痰必须除湿也。以沉香之速降，此治痰必须利气也。二黄得礞石、沉香，则能迅扫直攻老痰巢穴。"十味温胆汤治胆热痰火，案中处方已有加减，以栀子、川黄连清热，胆南星、远志、郁金、菖蒲、橘红、杏仁等化痰，枳实以破逆化痰，龙齿、牡蛎、磁石、远志镇惊安神以潜阳。治疗过程中虽随症稍有变化，但立法方义总为清热涤痰，降气镇惊。治疗历时八月未发而停药，足以证明，运用礞石滚痰丸、温胆汤以清热涤痰为主的方法，对病初体壮，痰热实证的患者能收到良好的效果。

第十一节　严苍山

一、简介

严苍山（1898—1968），男，字云，浙江宁海人，近代著名中医学家、医学教育家。严苍山初随父严志韶学医，为求深造，1924 年就读于上海中医专门学校，师承名医丁甘仁先生，深得其传。著有《疫痉家庭自疗集》《汤头歌诀续集》等，遗有《严苍山先生医案》稿。观严氏治疗痫证，其对痫证病因病机有独到认识，且用药兼顾正气，汤丸并进，总有效验，故而得以传世。

二、医案

案：肝风内动，痰浊中阻之痫证

陆某，女，23 岁，1965 年 11 月初诊。

该患者 14 岁时即发痫厥之疾，其势尚轻。至 21 岁适渐加重，每年一发。最近数月则越发越甚，发时哭笑无常，四肢发痉、厥冷，牙关紧急。甚者连日发作，每次持续 20～30 分钟。发后异常疲乏，头晕且痛。刻诊：脉弦细滑，苔薄白。据述其发作以经前为多，可知此病与血分有关。

【证型】肝风内动，痰浊中阻。

【治法】息风安神，化痰。

【方药】真琥珀 1. 5g，玳瑁片 6g，甘菊花 6g，天竺黄 6g，陈胆星 4. 5g，鲜石菖蒲 3g，朱茯苓 9g，青龙齿 15g，珍珠母 30g，桃仁泥 9g，杜红花 2. 4g，白金丸 6g，痫证镇心丹 1 粒（吞服）。

二诊：服药 3 剂，3 日内共发笑 4 次，哭 1 次，但未势痉厥。势已减轻，胃纳较增，月经已净，脉仍弦细。其血过虚，心肝失养，守上方。

三诊：服上方 4 剂，痫厥不发已有七八日，亦不哭不笑。自云颇觉舒适，唯口中腻，纳不佳，便不通，喉隐痛。

【治法】理气和中，养心化痰。

【方药】南沙参 9g，青龙齿 15g，淡竹茹 9g，炙远志 4. 5g，朱茯苓 6g，京玄参 9g，川石斛9g，白桔梗3g，墨旱莲9g，瓜蒌皮6g，瓜蒌仁6g，痫证镇心丹1粒（吞服）。

四诊： 服上方4剂，经事甫行，肝火内升，以致神志不能安静，易于发笑，心中烦闷，大便干结，脉弦小，苔薄。

【方药】 凉血平肝安神方。

南沙参4.5g，北沙参4.5g，玳瑁片6g，珍珠母30g，丹参9g，生地黄18g，牡丹皮6g，淮小麦30g，炙远志4.5g，广郁金6g，鲜菖蒲4.5g，炒知母4.5g，炒黄柏4.5g，白蒺藜9g。续进4剂。

五诊： 近日胃纳佳，性情亦较怡悦，夜寐渐安，脉象亦和。

【证型】 肝阳浮升。

【治法】 调补气血，平肝安神。

【方药】 玳瑁片6g，北沙参6g，太子参6g，怀山药9g，生地黄12g，紫贝齿15g，珍珠母30g，炙远志4.5g，陈胆星4.5g，阿胶珠9g，鲜菖蒲3g，玉竹9g，天王补心丹9g（吞服）。3剂。

六诊： 精神胃纳渐佳，夜寐也安，已恢复半日工作，未感疲劳。

【方药】 北沙参6g，潞党参6g，当归身6g，炙远志4.5g，珍珠母30g，枸杞子6g，阿胶珠9g，炒白术9g，炙甘草3g，淮小麦30g，生地黄12g，熟地黄12g，怀山药9g，孔圣枕中丹9g（吞服）。6剂。

【按】 本例病发时哭笑无常，四肢痉厥，牙关紧急，属类痫之厥证，故名痫厥。严氏结合脉弦滑、苔薄白，诊为风痰所致；因发作时间与月经有关，认为病已涉及血分，治疗时气血兼顾。先予天竺黄、胆南星、菖蒲等药配合痫证镇心丹以顺气化痰息风，兼予桃仁、红花、牡丹皮等药活血化瘀。服药数剂后，痫厥即被控制。缘病久根深，邪去必须扶正治本，故五诊后转予调补气血为主，化痰健中为辅，终得痊愈。严氏处方，常汤丸并进。痫证镇心丹，为其验方，由犀角、牛黄、黄连、麦冬、茯苓、朱砂、珍珠、酸枣仁、甘草、胆星、远志、菖蒲组成，有清火化痰安神之功。

第十二节　王渭川

一、简介

王渭川（1898—1988），男，江苏省丹徒县人，原成都中医学院附属医院妇科主任医师，川派中医妇科的重要开拓者之一。在60余年的医疗实践中，其长于治疗内、妇、儿科疾病，把内科各种疾病归纳为活血通络化瘀、活血化瘀舒筋软坚、补虚化瘀理气、清热化湿消炎、息风通络、疏肝通络效胀六种治疗方法，简称“内科六法”。著述有《王渭川临床经验选》《金心释》《王渭川疑难病症治验选》等。王老常应用息风活络法治疗癫痫。

二、医案

案：肝风鼓痰，上迷清窍之痫证

杨某，男，6岁，行动时突然牙关紧闭，双目上翻，四肢抽搐厥冷，口吐涎沫，不省人事。脉弦滑，舌苔薄腻。

【证型】肝风鼓痰，上迷清窍。

【治法】搜风化痰，清脑开窍。

【方药】犀角尖0.9g（磨，冲服），龙胆1.5g，天竺黄9g，僵蚕9g，全蝎6g，胆南星6g，京半夏6g，琥珀末3g，牛膝3g，黄连3g，蜈蚣1条，蕲蛇9g。

上方连服4剂后复诊，据患者家属面述，服第一剂头煎后患者已清醒如常。4剂服完后，仅觉精神略差，其他症状完全消失。再予丸剂，嘱服用一段时间，以防再发。

【方药】青礞石、胆南星、磁石、瓜蒌霜、鲤鱼胆、朱茯神、山楂、川贝母、白芍、枸杞子、鸡内金、琥珀各24g。

共研细末，炼蜜为丸，每晚吞服9g。

【按】本案患者虽为6岁稚儿，但其病首发，邪在内而正气尚未虚，故王老治疗以药效峻猛的清热化痰醒脑开窍药，加搜风通络的虫类药，用量虽精巧，却能达立竿见影、药到神清之奇效，以免邪留滞不去。为了预防再发，宜常服丸剂。如能2年不发，始为彻底治愈。

第十三节　岳美中

一、简介

岳美中（1900—1982），男，又名钟秀，号锄云，河北滦县人，著名中医学家。岳老较早地提出了专病、专方、专药与辨证论治相结合的原则，善用经方治大病，临床擅治肾病、肝病、老年病，在中医老年病学领域提出了新的见解，著有《岳美中医案集》《岳美中论医集》《岳美中医话集》及《岳美中老中医治疗老年病的经验》等著作，发表论文近百篇。岳老一生疗疾执教，倡办全国中医研究班和研究生班，为祖国培养了一大批中医高级人才。岳老曾运用柴胡加龙骨牡蛎汤诊治顽固性癫痫。

二、医案

案：柴胡加龙骨牡蛎汤合甘麦大枣汤

朱某，女，11 岁，北京昌平人。

此时患儿每日犯病 10 次左右，每次发作长达半小时，短至 10 分钟。主要症状：手脚乱颤，两眼直视上吊，两腿上弯，骤然下挺，脚伸直，反复多次；或角弓反张，腹部挺起一尺多高；有时喊叫、昏迷、乱指乱动，有时在地上来回行走，呼叫不应。苔白腻切其脉浮弦而滑。

【证型】肝阳横逆，上扰清窍，蒙蔽灵明。

【治法】育阴潜阳，柔以制刚。

【方药】柴胡加龙骨牡蛎汤。

柴胡 9g，黄芩 4.5g，桂枝 9g，半夏 9g，党参 9g，生龙骨 24g，生牡蛎 24g，茯苓 9g，生大黄 9g，生姜 6g，大枣 3 枚（擘）。予之，嘱服 20 剂。

6 月 17 日二诊：服前药后，痫发每日减至 6 ~ 7 次，时间也有所缩短。

【方药】原方加紫贝齿 15g，增益龙骨、牡蛎收摄浮阳之力，因大便稍溏薄，以熟大黄 3g 易生大黄。

7 月 1 日三诊：前药服至 6 剂，犯病次数减至 5 次，以后逐日递减，到 6 月 30 日，癫痫基本停止发作。

【方药】依原方加珍珠母15g，以安顿精神，再服之。

8月10日四诊：脉弦象已去，舌苔白腻已除，因病情已控制，乃为削减全药之量约剩四分之一，使缓缓服之以事观察。不意服至6剂时又发生性情急躁，两眼直视、上吊，嘴微颤动。急改投第3方，3剂后，又复平静。

8月26日五诊：病势既稳定。

【方药】

小麦30g，甘草9g，大枣6枚（擘），知母6g，生地黄9g，百合9g，酸枣仁9g，茯神9g，合欢皮6g，夏枯草9g，生龙骨18g，生牡蛎18g，珍珠母18g。

【按】柴胡加龙骨牡蛎汤原为仲景治"胸满烦惊"之主方，《类聚方广义》谓此方能治狂、痫，《生生堂治验》载有以此方治愈癫痫验案一例。此方为小柴胡汤而去甘草，以调和肝胆，加桂枝抑上冲之气，龙骨、牡蛎是摄纳浮阳之要药，且二者得半夏与所加之茯苓，能豁肝胆之惊痰，又导以大黄，则痰滞更得下行。去铅丹不用，是恐久服中铅毒，而疗效不减。此案辨为肝阳横逆，上扰清窍，蒙蔽灵明，用此方是和解肝胆，协调上下，潜阳息风，因势而利导之，使窒滞之机得畅，横恣之势得柔，以达定癫平痫之效果。待患者病情得到控制，岳老调整主方，取仲景甘麦大枣汤以缓解精神之急迫，取百合地黄汤以清热养血，夏枯草能清肝火，抑肝阳，茯神、酸枣仁能宁心益智，同合欢皮有安五脏之功；龙骨、牡蛎、珍珠母均为治小儿惊痫之要药。此方有清热化痰、宁心安神之效，为稳定病情之效方。

第十四节　赵守真

一、简介

赵守真（生卒年不详），男，湖南江华人，曾在零陵开业，一代伤寒临床家。1959年奉调湖南省中医药研究所文献室工作。1962年出版《治验回忆录》，收集其验案一百多例，以内科为主，兼顾妇科、儿科。赵老治疗痫证，亦强调辨证的重要性，讲究辨证准确、把握治疗时机，以达到"重剂起沉疴"的效果。

二、医案

案：降痰镇心法治疗痫证

李儿春先，半岁时，曾患惊风，状甚险，经针灸服药获愈。居无何，发生痫证，猝然昏仆，手足搐搦，口吐涎沫，不半时而苏，人即如常，发无定时，迄今十年矣。上月至戚家，照例又发，时已较前为频，其父伴来就诊，诊毕谓曰："本证为胆肝气逆，痰涎内壅，逆阻心包，故神昏而痫作，治以降痰镇心为主。患者体尚健，脉弦滑而数，为痰涎内闭之象，犹可攻逐，以谋速效，唯所用效方药性剧烈，反应极大，间有呕吐及腹痛，但刹那即停，殊无可虑。"彼以为然。即疏予效方：

皂矾（煅红）一两，鱼胶（切断面炒）一两，铅粉一两（注意炒黄），朱砂（水飞用）三钱。

共研细末，每早用陈酒浸服三钱，若现呕吐，亦可间日一服，半月可愈。当予成药末三两，嘱如上法服食，为十日量。据谓："药后曾吐痰涎两次，期内痫未发。"复给药末两半继服，每次减量为钱半，以资根除。翌年秋邂逅儿父于途，谓病半年未发，身体转强，足证该药之效云。

【按】此案病发于幼年惊风，缠绵难愈，赵老辨为痰涎气逆，治以降痰镇心，其方药性剧烈，以求速效。医者在辨证准确的前提下，大胆使用峻猛之药，药量颇大，虽服药后起效迅速、反应极大，然直达病所，把握治疗时机，可获奇效，此所谓"重剂起沉疴"。

第十五节　吴安庆

一、简介

吴安庆（1901—1972），男，江苏启东人。吴安庆治学严谨，兢兢业业，博览旁搜，精益求精，撷取仲圣之要旨，权衡叶、吴之得失，历时十余载，乃能治经、时于一炉，诊断确切，疗效显著。其著有《临床实录》《湿温案释》《金匮集义》《桂枝汤变化》《"耕心室医案"按》《伤寒病论治》《吴鞠通三焦原理》。

二、医案

案：痰浊犯窍之痫证

黄某，男。

症起自三岁惊风，屡发屡止，至九岁而告痊，然智慧从此大减矣。至十五岁癫痫又发，发时手足抽搐，口吐血沫，一二小时始醒，四载来发益频繁。夜睡闻有鼾声或气促声，则为将发之预兆，若即以剧烈之刺激，或疾声之呼唤，则痫可暂止。食量颇宏，能饮多量之茶水揆度症情。

【证型】痰浊犯窍。

【治法】顺气坠痰，息风降火。

【方药】沉香1.5g，陈胆星6g，羚羊角3g，寒水石10g（先煎），鲜石菖蒲6g，姜半夏6g，青礞石10g，生大黄6g（磨冲），生石膏12g，远志肉6g，天竺黄10g，铁锈汁半杯。

羚羊角嫌其价昂而力不胜者，以山慈菇3g磨汁冲入代之可也。

【按】本案患者病史多年，其症频发，窥其食欲颇宏，能饮多量之茶水，可知胃中有郁火燔灼。火能生风，风火相煽，痰浊借风火之鸱张而上蒙虚灵不昧之心，癫痫作焉。《黄帝内经》曰“恐则气下”，气下则痰火与气俱降，心神不为所扰，故痫可以止。然则欲化其痰，先清其风火，欲清其风火，先顺其气，盖风火痰浊皆随一气之升降耳。故此方以沉香降气；半夏、胆星、青礞石化痰；羚羊角息风；寒水石、石膏、大黄泻火；加开窍之远志、石菖蒲；天竺黄能化痰开窍，以搜其心脏之邪；铁锈汁重镇，能佐沉香之降气，能协青礞石以坠痰。此方力量之猛，直捣其巢穴，用时需谨审病机。

第十六节　朱小南

一、简介

朱小南（1901—1974），男，原名鹤鸣，江苏南通人。20岁时悬壶上海，统治内、外、妇、儿各科；中年以擅治妇科而著称。朱小南继承父南山先生的学术特点，结合自己的临床心得，研究奇经八脉与妇科的关联，具有独特的见解。他的主要著作有《奇经八脉在妇科临证间的具体应用》和《朱小南医案医话医论》等。医案中，他对妇人痫证有独到见解，丰富了孕妇、产后痫证的内容。

二、医案

案：血虚火旺之产痫

方某，30岁，农民，已婚。

患者生第3胎后，即有手足抽搐，突然昏迷之症。1960年第4胎产褥期间，日前又告发作，突然人事不知，须臾自醒，头晕目眩，腰膝酸楚。家人恐其一再发作，引起危险，乃陪同前来就诊。

刻下症：产后22天，恶绝未净，胸闷头晕，日前突然闷冒不识人，少顷自复，舌质红而苔薄黄，脉象细数。属产痫之象。

【证型】血虚火旺，肝风上扰。

【治法】养血平肝。

【方药】紫贝齿24g（先煎），嫩钩藤18g（后下），明天麻4g，淡子芩9g，生地黄12g，郁金9g，远志9g，炒酸枣仁9g，青蒿9g，炒枳壳4.5g，焦白术6g，新会陈皮6g，茯苓皮9g。

时值盛夏，天气炎热，农村习俗，恐产妇受风，每将窗棂门户密关，闷不通风，付方时叮嘱谓："产妇不宜直接受风，但宜使室内空气流通，稍开窗户，反而有益。"

8月5日二诊：服药颇效，头目渐清，昏冒未再发作，胸胁亦实，食欲稍增，唯感心荡怔忡，夜寐不安，阴虚内热，血不养心。

【治法】潜阳滋阴，平肝安神。

【方药】紫贝齿18g（先煎），嫩钩藤12g（后下），茯神9g，远志肉9g，炒酸枣仁9g，青蒿9g，生地黄12g，制何首乌9g，郁金6g，白术6g，杜仲9g，生甘草2.4g。

经治疗后，产痫未再发作。

【按】本案病起于产后，妇女怀妊，血聚萌胎，一经生产则气血骤耗，故致虚为首，《傅青主女科·产后总论》说："凡病起于血气之衰，脾胃之虚，而产后尤甚。"恶露未净，易致气滞血瘀。因此朱老治方除补血之外，还佐以疏肝行气。产妇气血亏耗，阴精不足，则生内热，故后续以潜阳滋阴为主。

第十七节　赵锡武

一、简介

赵锡武（1902—1980），男，原名钟禄，河南省夏邑县人，曾任中国中医研究院（现中国中医科学院，下同）西苑医院内科主任、中国中医研究院教授及副院长、中华医学会中西医学术交流委员会委员、中华全国中医学会（现中华中医药学会，下同）副会长等职。在中医理论上有很深的造诣，对仲景学说、心脑血管疾病、糖尿病、肾炎及小儿麻痹症、小儿肺炎等独有专长，被西医同行赞为“一位疗效极其突出的中医老专家、老前辈”。

结合自身临床经验，赵老通常将癫痫划分为普通型、痰盛型、饮盛型、久痫型、频发型、虫痫型六类。

二、经验方

案 1：柴胡龙骨牡蛎汤加减治痫证

该方适用于一般癫痫或用西药苯妥英钠治疗好转，而停药后又复发或不能控制或不能根治，常有发作性抽搐或伴有头痛头晕者。

【治法】潜阳和肝，通便祛痰。

【方药】柴胡龙骨牡蛎汤加减。

柴胡 20g，生龙骨 20g，生牡蛎 20g，半夏 12g，茯苓 12g，芍药 10g，炙甘草 10g，黄芩 10g，桂枝 10g，大黄 10g，生姜 10g，丹参 30g，大枣 10 枚。

【按】此处赵老设柴胡龙骨牡蛎汤加减为通用方，因该方兼顾范围较广，方中柴胡、龙骨、牡蛎和肝潜阳息风，适用于风痫；丹参与龙骨、牡蛎可以养血镇摄，可治疗惊痫；大黄、甘草、半夏又可消食化积而治食痫。赵老另有言：“若发作时痰量较多，先用礞石滚痰丸早晚各服 9g，连服 2 日，以下其痰，第三日开始再用以上通用方。”此方潜阳和肝、通便祛痰，用药和缓，配伍精巧，故而为通用方。

案 2：小青龙汤治痰痫

【治法】化饮祛痰。

【方药】小青龙汤。

麻黄6g，细辛6g，半夏12g，桂枝10g，白芍10g，甘草10g，五味子10g，干姜10g。

发病多年不愈或多日发作1次，如有痰或饮等症，先对症治疗。因其久病多虚，宜缓治其本，下方久服即可获效。升麻120g，贝母60g，田螺盖60g（焙干），鲫鱼1条（焙干）。共为细末，炼蜜为丸，每丸6g，早晚各服1丸。

【按】痰之稠者为痰，稀者为饮。平时或发作后，除有稀痰外，发病时气憋、心下逆满为其特征。

案3：风引汤加减治痫证

【方药】生龙骨20g，生牡蛎20g，生石膏20g，赤石脂20g，紫石英30g，滑石12g，寒水石12g，地黄12g，干姜10g，桂枝10g，甘草10g，大黄6g，全蝎3g。

等症状减轻时再用通用方。如经服药，半月以上发作1次，或停服苯妥英钠等西药而病情不加重者，改用上方。

【按】频发型癫痫，发作较频，甚则每日数次，常伴头痛头晕者，宜先用风引汤加减。

案4：人参败毒散治脑囊虫性癫痫

头痛甚者，选用人参败毒散加雄黄或送乌梅丸30g，或化虫丸3g，日服2次。

【方药】化虫丸方。

雄黄30g，枯矾30g，干漆30g，鹤虱60g，槟榔60g，雷丸20g，百部90g。共为细末，水泛为丸。

另外，久病而虚可用未出生的小羊1只，用水煎，待汤煎干时加入250mL黄酒使之达到沸点，放入250g红糖，连羊及汤1顿食完。

【按】脑囊虫性癫痫，症见头痛较甚，脸部出现白斑，舌尖有红点，像覆盆子舌（又谓杨梅舌），治宜驱虫。

第十八节　赵心波

一、简介

赵心波（1902—1979），男，名宗德，北京市人，曾任中国中医研究院西苑医院儿科主任、中华医学会儿科分会理事、北京中医学会理事等职。毕业后挂牌行医，精通各科，后专攻儿科。著有《中医儿科概论》《赵心波儿科临床经验选编》《赵心波医案》《常见神经系统疾病验案选》等。其对小儿痫证颇有心得，为中医治疗小儿痫证留下了宝贵财富。赵老十分注重“痰、风、热、惊”在癫痫发病中的作用，所以强调“治疗癫痫一定要抓住清痰、逐痰、平肝息风、镇痉止搐等主要治法”，并在“治风先治血，血行风自灭”的理论指导下，注意应用“活血化瘀”的治则。

二、医案

案：化痫饼治疗痰热痫

杨某，男，11岁，1965年10月4日初诊。

患儿于1962年年底患病毒性肝炎后即发抽搐，每月一次，多在夜晚发作，到西医医院经脑电图检查确诊为癫痫，长期服用苯妥英钠、鲁米那，曾一度控制了发作，但停药后病情加重。发病时突然晕倒，四肢抽搐，口吐痰沫，持续十多分钟，连续两日大发作，且每日嘴角抽动。再服苯妥英钠、鲁米那治疗，但无效。赵老诊视：脉沉弦，舌质边红，无垢苔。

【证型】痰热内蕴，中焦阻滞。

【治法】清热化痰，通里导滞。

【方药】化痫饼。

青礞石18g，法半夏24g，天南星21g，海浮石18g，沉香9g，生、熟牵牛子各45g，炒建曲120g。共研细末，每用250g细末加625g面粉，用水调拌，烙成30张薄饼，每日早晨空腹服一张。

连续服用化痫饼半年，癫痫一直未发作，随访1年9个月无反复。

【按】本案发生于病毒性肝炎之后，其间因停西药后加重，症见突然晕倒，口吐痰沫，四肢抽搐，脉沉弦，舌质边红，无垢苔。赵老辨证为痰热内蕴，中焦阻滞，用验方化痫饼治疗。方中青礞石坠痰清热，专治积痰惊痫，与半夏、天南星、海浮石、沉香配伍，其内外之痰皆可荡涤，兼有生、熟牵牛子及炒建曲通里消导，断痰之源。用面粉相拌烙饼既便于服用，又能理中，所以空腹服无副作用。用药半年，使此顽固之疾获得临床缓解。

第十九节　董廷瑶

一、简介

董廷瑶（1903—2002），男，生于浙江鄞县中医世家，被尊为当代中医儿科泰斗，历任上海市静安区中心医院中医科主任、上海市中医文献馆馆长、上海市中医门诊部顾问等职。于沪上悬壶业医时，擅治小儿热病重症，尤于麻疹逆症抢救，创用活血解毒法，辄能疹透热降，力挽危症。且其对小儿疳、泻、惊、痫诸病的诊治均有独到之处，故董氏儿科成为沪上颇具影响的流派。

二、医案

案：董氏涤痰镇痫汤治疗痰痫

陆某，女，5岁，1993年9月8日初诊。

痫病3年，一月数发。近月发作频繁，发则目睛上翻，喉痰鸣响，口吐涎沫，四肢痉搐不已，神识昏蒙，约数分钟后苏醒。经多次脑电图检查，诊断为癫痫，经多方治疗罔效。刻下：面色苍白，形神呆钝，夜眠惊惕易醒，舌苔厚腻，脉弦带滑，大便干结，间日而行。

【证型】痰浊壅结，蒙蔽清窍。

【治法】豁痰开窍。

【方药】吞服保赤散0.3g，每日2次，连服4日。继服董氏涤痰镇痫汤：皂角、钩藤（后下）、石菖蒲各6g，明矾1g，川贝母、橘红、胆南星各3g，天竺黄、竹沥、半夏、竹节白附子各9g，青龙齿15g（先煎）。10剂。

二诊：服保赤散后，便泻日2～3次，泻下两条寸许长如手指粗胶痰，次日又下一条；继服汤药，呕吐一次，均系胶固顽痰。服完10剂，喉中痰浊已化，神识转清，气顺便畅，夜眠转安。近因感新邪，咳嗽痰多，纳谷不馨，舌苔白腻。

【证型】痰结松动，兼感外邪。

【治法】疏化风痰。

【方药】藿香、紫苏梗、杏仁、竹沥半夏、朱茯苓、天竺黄各9g，胆南星、橘红各5g，天浆壳7枚。14剂。

三诊：药后咳停脘和，前日痫发，仅见手足轻微抽搐，瞬息即止，苔转薄润，表邪已化，神识清明，唯身软脉弱正虚元弱。

【证型】气血两虚。

【治法】扶正治本。

【方药】服董氏定痫丸，每日化服3g，连服40天后病情稳定，痫证未发，胃纳亦旺，继以六君子汤出入调理善后。

【按】本例患儿发则喉间痰鸣，两目上视，脉滑苔厚便干，董老认定此痫乃痰邪为因，故治疗首在祛痰。痰在上者吐之，痰在里者下之，先投保赤散，以巴豆配胆南星蠲风痰，通络定惊，合神曲、朱砂共研细末，力宏效速。继以董氏涤痰镇痫汤，药选皂角、明矾蠲风除顽痰为君；天竺黄、竹沥、半夏、胆南星、川贝母、白附子豁痰利窍；加钩藤、龙齿息风镇惊；合石菖蒲入心镇痫，使痰痫自平。然久病痰祛正虚元弱象露，再予董氏定痫丸培补元气，养心扶脾，使痰不再生。此案治疗由标及本，逐层深入，痫证有望根治。

第二十节 王以文

一、简介

王以文（1907—1986），男，浙江丽水市中医院主任医师。1932年入上海私立中国医学院，受业于医坛名宿祝味菊门下，学成回乡行医。1954年参加城关联合诊所，1958年调县城关医院主治内、妇科，善剖理难症，诸如癫、狂、痫、中风、噎膈等。其积累50年临床经验，撰有《临床心得集》；被聘为中华全国中医学会浙江分会顾问；1983年被评为浙江省名中医。王老善于以甘麦大枣汤补养心脾、和中缓急，白金丸合石菖蒲、法半夏豁痰开窍，代赭石、钩藤、僵蚕、朱砂镇肝安神、息风定痫，夜交藤交通心肾，阴阳调和，脏腑之气平复，风息痰清，病必不作。

二、医案

案1：甘麦大枣汤合白金丸化裁治疗痫证

叶某，女，24岁，1982年3月5日初诊。

患者自11岁始，夜间常怪叫一声，突然昏倒在地（床），不省人事，口吐涎沫或血沫，两目上视，牙关紧闭，四肢抽搐，移时苏醒，醒后除疲乏外余如常人，每月平均发五六次，历经中、西药治疗，获效甚微，在某医院做脑电图检查，符合“癫痫”诊断。其家人延请王师往诊，询得近月来多在入睡时发作，平时头晕目眩，心悸恍惚，失眠多梦，倦怠乏力，食欲减退，月经色淡，量多，舌质淡，苔薄腻，脉弦细滑。

【证型】心脾两虚，痰浊羁居，风阳夹浊阴上蒙清窍。

【治法】补益心脾，豁痰开窍息风。

【方药】甘草、僵蚕、法半夏各10g，郁金、珍珠母（先煎）、大枣各30g，朱砂（分冲）、白矾（分冲）各1.5g，小麦15g，钩藤12g（后下）。

并嘱停服西药。服上方5剂，痫证未发。原方续进10剂，病发1次，症较前轻微，后宗原法连服100余剂，其中前1、2月，偶发1~2次，第3个月后一直未发作，后经随访，身体康健，生育一子。

【按】本案痫疾反复发作达10余年之久，正气渐衰，心脾肝肾亏损，风阳扰动，本虚标实，治宜标本兼顾，以甘麦大枣汤补益心脾、和中缓急，白金丸合法半夏理气豁痰开窍，僵蚕、钩藤息风祛痰，珍珠母、朱砂镇肝安神定痫，理法方药合拍，故收效满意。

案2：金枣代赭汤加减治疗痰痫

王某，女，30岁，1976年11月15日初诊。

癫痫病起3个月，每隔3~5日发作1次。精神萎靡，食欲减退，大便干结，夜寐欠安。脉弦数，苔薄黄。平素性情急躁易怒。

【证型】肝气久郁，心火内积，夹痰上逆，扰乱清窍。

【方药】金枣代赭汤加减。

郁金30g，朱砂1.5g（冲），白矾1.5g（冲），甘草10g，小麦15g，大枣30g，夜交藤20g，代赭石20g，焦栀子10g，竹叶8g。

共服93剂，发作减轻，周期延长，第3个月未再发作。停药观察1年，未见复发。

【按】本方以辛苦而寒之郁金为主药，其入心肺二经，善宣气血；白矾化痰涎；朱砂镇心安神；甘麦大枣汤为治疗脏躁之良方，今移治癫病，意在养心安神而健脾运；更入代赭石重镇肝逆，栀子清肝火，竹叶清心火，夜交藤交通心肾。俾水火既济，阴阳调和，心情舒畅，脏腑之气平复，则病自愈。

第二十一节　姚荷生

一、简介

姚荷生（1911—1997），男，江西南昌人，江西中医学院（现江西中医药大学，下同）首任院长，教授、主任医师、硕士研究生导师，当代江西中医之泰斗。姚老致力于《伤寒论》的研究，并发表了《〈伤寒论〉难解条文》《概论〈伤寒论〉厥阴篇》《〈伤寒论〉疾病分类纲目》等论文论著，充分显示了其深厚的伤寒学术功底，受到学者专家的好评，并被誉为“伤寒专家”。对于癫眩一疾，姚老认为与痰饮相关。

二、医案

案：乌梅丸加减治疗痫证

余某，男，44岁，经常忽然昏倒，伴肢厥、抽搐、面赤、寒战、汗出，止后又复正常。虽然持续服用西药和镇肝潜阳中药，仍发作不断，故请姚老会诊。经姚老追问得知：患者每因恼怒或过劳则发痉厥，平素常觉右胁及心下隐痛，心悸，消渴喜冷饮，头昏耳鸣，有时口苦流涎，易饥能食，大便日三四行，坠急不畅，质溏而臭，色青而黄，尿频色黄。舌有裂纹，苔厚滑微黄，脉弦滑。

【证型】厥阴阴阳错杂，寒热内动，上扰包络。

【治法】坚阴助阳，酸收息风。

【方药】乌梅丸加减。

乌梅60g，黄连30g，黄柏9g，炮附子7.5g，细辛4.5g，川椒4.5g，桂枝7.5g，党参7.5g，当归4.5g。

按《伤寒论》中制法，做成梧桐子大的蜜丸，嘱每日服3次，每次10丸。患者按法服上药丸750g后，诸症消失，未发痉厥。

【按】厥阴为两阴交尽，一阳初生。足厥阴肝为阴中之少阳，肝体阴用阳。厥阴之上，风气治之。肝禀风木，生于水又生火，一身而兼寒热两性。足厥阴肝下涵肾水而乙癸同源，手厥阴心包内含相火而风火同德。厥阴为病，则阴阳混杂，肝风内动，寒热兼夹，正如《伤寒论》厥阴病提纲所述：“厥阴之为病，消渴，气上撞心，心中疼热，饥而不欲食，食则吐蛔，下之利不止。”本案患者平素右胁及心下隐痛，说明病发于肝，痉厥未发之时就已备消渴、心悸、心中隐痛、易饥、下利等厥阴病主症。若因恼怒或过劳，伤肝耗气，导致肝风内动，肝风上逆，邪扰心包，则发昏倒、抽搐、头昏耳鸣；肝风下迫大肠，则大便坠急不畅而色青；肝风夹寒热而动，故有肢厥寒战、面赤汗出等症。由此可知本病阴阳寒热错杂为本，肝风内动之象为标，本于内而标于外。然从症状分析，病以热多寒少，风气上扰，内扰心包为主。故用乌梅丸，重用酸收息风，苦泄其热，正本清源，其源自断，其标自消。伏其所主，则病自愈。

第二十二节　俞岳真

一、简介

俞岳真（1911—1991），男，浙江省新昌县人，浙江省名中医。曾为浙江省新昌县人民医院中医科主任医师，任浙江省中医学会首届理事，绍兴地区中医学会副会长等职。从医六十余载，治验颇丰，对咳喘辨证治疗有独特见解，且擅长运用虫类药治疗疑难杂证。俞氏认为痫证的病机多为痰，治痰之余尚用虫类药以搜风息风通络，临证疗效甚佳。

二、医案

案 1：二陈汤治疗痰痫

患者，女，35 岁，产后 2 个月出现痫病，每次发于夜间，约 10 分钟始醒。望其神色呆钝，默默不欲语，语言迟钝不爽。脉缓弱，苔白，口不渴。

【证型】痰浊中阻。

【治法】燥湿化痰。

【方药】二陈汤加味。

白茯苓 10g，广橘红 10g，姜半夏 10g，生甘草 2g，胆南星 5g，陈枳实 6g，生姜 3 片。上药连服 15 剂，痫不再发。

【按】《丹溪心法》曰：“善治痰者，不治痰而治气。气顺，则一身之津液亦随气而顺矣。”本案治疗在二陈汤的基础上加胆南星、陈枳实，加强行气化痰之力，气行痰自消。

案2：二陈汤加平风搜络药物治疗风痰痫

患者，男，17岁，1个月前从树上跌下后即出现痫病，不时发作，每日1次或2次。发作时先手足颤抖，1～2分钟后昏倒，约1小时始醒。望其形体矮小，颜面枯燥，目呆神漫。

【证型】风痰阻络。

【治法】息风化痰，搜风通络。

【方药】二陈汤加平风搜络药物。

白茯苓10g，广橘红6g，姜半夏10g，生甘草3g，钩藤15g，菊花10g，桑叶10g，全蝎6g，蜈蚣1条，炒僵蚕12g，石决明30g。

上方连服8剂，再不复发。

【按】全蝎，色清善走者，独入肝经，风气通于肝，为搜风之主药；蜈蚣善走能散，能息风镇痉，通络止痛；僵蚕之清虚，能解络中之风。三者皆治风之专药，合而用之，力专效著。

案3：二陈汤加清火镇惊药物治疗风痰痫

患者，男，15岁，因惊恐后出现痫病，神呆面亮唇红，脉细数，口干不渴，发时惊叫后昏倒。

【证型】肝阳上亢。

【治法】镇肝息风，清热化痰。

【方药】二陈汤加清火镇惊药物。

白茯苓10g，广橘红5g，姜半夏10g，生甘草2g，川黄连10g，黑栀子10g，青龙齿20g，生牡蛎30g。

初服5剂，有所好转，再以此方加减而愈。

【按】痰湿郁久易化热生火。本案治疗以二陈汤加川黄连、黑栀子清热除湿，龙骨与牡蛎重镇平肝，自然火息痰降。

案4：肝强脾弱之痫证

陈某，男，9岁，1979年8月6日初诊。

患者患痫证2年，屡治无效，近日发作频繁。诊见脉右弱弦，形体略胖，面色灰暗，大便时溏，纳差。

【证型】肝强脾弱。

【治法】涤痰息风，培土平肝。

【方药】炒僵蚕（天虫）6g，广地龙5g，制胆南星5g，姜半夏10g，广陈皮10g，白茯苓10g，生甘草3g，炒党参15g，石决明15g（先煎），青龙齿12g（先煎），生白术10g，生白芍10g。每日1剂，水煎分2次服。

服15剂后，痫证发作明显减少，原方去石决明，加紫石英9g，宣木瓜9g，续服20剂，并嘱注意休息，避免劳累惊恐。

此后复以培土息风、镇惊平肝之剂调治2个月，随访数年未复发。

【按】肝属木，脾属土，木克土，肝强或脾弱，肝气均会乘脾。本案肝阳上亢，肝风内动之外，脾虚症状明显，故治疗重在实脾，脾土强健则痰病向愈。

第二十三节　何世英

一、简介

何世英（1912—1990），男，中医临床家、中医理论教育家、中医脑病学科创始人、中国新医药学理论奠基人之一。历任天津市儿童医院中医科主任、天津市中医医院总顾问兼脑病内科主任、中华全国中医学会脑病学组组长、天津市中医学会会长。擅长治疗内、儿、妇科病及流行病、多发病和疑难杂症，尤其在儿科及脑病的研究上颇有建树，且自创多种中成药。何老注重豁痰、理气、安神以治痫。

二、医案

案：肝火痰热之痫证

患者，女，41岁，1988年9月29日初诊。

患者自1988年年初以来时常头晕，失眠健忘，失神数十秒，意识失常片刻，手中持物落地全然不知。每日发作，次数不等。经某医院脑系科诊断为癫痫（小发作型），曾服抗痫西药，但未坚持，现已停用西药。近日来发作较频繁，遂来就诊。症见面色较红润，口唇干燥，语声洪亮，舌质正常，舌苔微黄，脉沉弦而滑。

【证型】肝火痰热。

【治法】清肝泻火，化痰开窍，安神定眩。

【方药】茯神20g，龙齿30g，紫贝齿30g，石菖蒲10g，郁金10g，竹叶10g，莲子心10g，灯心草3g，百合10g，龙胆10g，菊花10g，天麻10g。7剂。

10月6日二诊：药后证减，自迷失神瞬间即逝，发作次数由每日数次减至每日1～2次。唯左侧头沉而胀明显，大便微溏，舌脉如前。

【证型】肝火痰热。

【治法】清肝泻火，化痰开窍，安神定眩。

【方药】原方中去竹叶、龙胆，加苍术5g，泽泻10g以燥湿健脾。

10月13日三诊：服药7剂，大便调，头胀而沉亦减轻，癫痫小发作仍表现为失神偶作。

【方药】原方去苍术、泽泻，加钩藤20g，煅磁石30g，建曲10g，菊花增至20g。

10月20日四诊：药进7剂，癫痫失神小发作显著好转，一周来仅发作一次，且时间短暂，睡眠转佳。原方继进7剂。后改服成药抗痫灵以资巩固。1988年12月3日复查脑电图：正常。

【按】西医学根据癫痫发作时的表现分为大发作、小发作、局限性发作和精神运动性发作。中医学对痫证的病因、病机、临床证候及治疗均有详细记述，如《临证指南医案》云："痫病或由惊恐，或由饮食不节，或由母腹中受惊，以致内脏不平，经久失调，一触积痰，厥气内风，猝焉暴逆，莫能禁止，待其气反然后已。"该患平素喜食辛辣，肝火偏盛，肝木克脾，湿痰内生，肝火痰热上扰清窍则头眩晕，蒙蔽心窍则失神，故宜泻肝化痰、开窍定志。方中龙胆、竹叶、莲子心、灯心草、天麻、菊花泻肝定眩，石菖蒲、郁金化痰开窍，茯神、百合、龙齿、紫贝齿以重镇安神定志。药证合拍，效若桴鼓。

第二十四节　黄宗勖

一、简介

黄宗勖（1912—2001），男，福建古田县人，先后任教于福建省中医进修学校、福建中医学院（现福建中医药大学，下同）、福建医科大学，1990年被评为首批国家级名老中医药专家，享受国务院政府特殊津贴。其行医六十余载，主张针药并举、内外兼攻，善治内、外、妇、儿各科疑难杂症，在国内外颇负盛名。针对癫痫，黄老取大椎、腰奇、间使、丰隆穴，配合中药郁金、白矾、胆南星、天竺黄、朱砂、琥珀、薄荷等治之。

二、医案

案：风痰气逆，痰蒙心窍之痫证

潘某，男，17 岁，农民，1971 年 3 月 15 日初诊。

其患癫痫病已七八年，开始时每个月仅发作两三次，持续数分钟即止。近两年来发作逐渐频繁，有时日发一两次。发病前常感眩晕头痛，胸闷欠伸，旋即神昏跌仆，面色苍白，牙关紧闭，两目上视，肢体搐搦，四吐白沫，时作鸣声，严重时一次持续半小时，醒后头痛神疲。经某医院神经科诊断为癫痫，曾服苯巴比妥及苯妥英钠等药，未能控制；服中药亦未见效。检查：体质衰弱，精神不振，头部无外伤史，心肺正常，舌苔薄腻，脉象滑细。

【证型】风痰气逆，痰蒙心窍。

【治法】豁痰开窍，息风定痫。

【方药】法半夏 15g，制南星 15g，白附子 15g，全蝎 9g，僵蚕 15g，白矾 30g，伏龙肝 160g。上药共研细末，绿豆淀粉为丸，每丸重 10g，朱砂为衣，日服 1 次，每次 1 丸，开水送服。

【取穴】丰隆、间使、鸠尾、筋缩、腰奇。

操作：上穴隔天针 1 次，10 次为一疗程，休息 5 天，再行下一疗程。筋缩穴用三棱针刺出血。

经针药并治一个月后，症状已见减轻，发作渐稀，每月只发一次。仍依前法续治六个月痊愈，随访年余未见复发。

【按】《本草便读》曰："伏龙肝即灶心土，须对釜脐下经火久炼而成形者，具土之质，得火之性，化柔为刚，味兼辛苦。"方中重用伏龙肝，剂量达 160g 之多，取其功专入脾胃，扶阳退阴，散结除邪之意。

1. 牵正散的应用：牵正散本为治疗面瘫所用，但在癫痫的治疗中亦经常使用。其中僵蚕、全蝎功擅平肝息风、解痉缓筋，为癫痫治疗中的常用药物。白附子为化痰要药，对痰蒙神昏有治疗作用。以上三味，异病同治，均可见功。

2. 制剂为丸：方中所选药物，若研细末，绿豆淀粉为丸，既可减少每次剂量，又可缓解朱砂之毒。凡朱砂之用，切忌水煮，均宜生服，以避汞毒。朱砂又有防腐之效，可延长药物保存时间，久而不腐。

第二十五节　郑荪谋

一、简介

郑荪谋（1913—2001），男，字仲权，福建省福州市人，曾任福州市医学顾问组副组长、福州市中医研究所所长、福建中医学院教授、福州市中医院内科主任中医师。家中四世业医，学成之后从事中医临床工作五十余载，学术上重气化，重脾胃，重扶正气。其组方遣药贵精专、简洁，而忌庞杂，以平淡之品建功。

二、医案

案：厥阴及少阳之痫证

万某，学生，9岁，1988年10月26日初诊。

患儿于5天前参加学校运动会时，突感右腮阵发性抽痛数次，当时未以为然。午睡时缩成一团，呼之不醒，手足、腹部紧抽，翻白眼，口角少许涎沫，压人中穴无效。当即送往医院，经20分钟后苏醒，人中向右歪斜，舌头内卷，发音不清，疲乏无力。自述发病前感到胸闷，头痛较剧，腹痛难忍，想叫而叫不出，随后失去知觉。近日反复发作数次，查脑电图：右脑痫样回波，中度异常。诊见患儿面色青而脉弦。

【证型】肝风内动，痰犯清窍。

【治法】涤痰息风，开窍定痫。

【治法】生铁落饮合温胆汤加减。

金蝉花1g，白芍9g，生铁落60g（先煎），胆南星3g，远志3g，白茯苓9g，川楝子9g。

二诊：服药第3天，睡前癫痫发作1次，约13分钟后疲乏入睡。夜半大叫，腹痛翻滚。翌晨再诊，见患儿神志清楚，面青身疲，自述腹痛，胸中不适，烦躁，胃脘亦痛。

【证型】阳虚痰瘀。

【治法】枢合厥阴，镇静安神。

【方药】乌梅丸加减。

乌梅7粒，细辛2g，黄柏9g，炮姜2g，黄连3g，当归尾5g，川楝子9g，木瓜6g，党参9g，以生铁落125g煎汤候冷代水煎药。另用使君子15粒，去壳炒香嚼下。

11月4日三诊： 家长代诉：服药1周，每天中午和晚上均有癫痫发作，每次抽搐10~20分钟。常叫腹痛，部位在脐；自述全身麻木，疲乏，头难受，腹痛不适，睡时烦躁。

该患发病前曾参加运动会，跳高和赛跑，强力而行，势必筋脉受伤，再兼劳汗当风而脱衣，自然六淫乘虚而入足少阳经。少阳经脉行身两侧，见全身不适，循颊车故腮痛，上太阳呈右额痛，虽无口苦咽干、寒热往来之半表半里证，然少阳证不必悉具，有一证便是。况且病时面青脉弦皆属东方，色脉相符。心烦者火也，抽搐者风也。

【证型】胆气不舒，肝风内动。

【治法】转少阳枢机，平厥阴风木。

【方药】小柴胡汤加味。

柴胡5g，法半夏6g，枯黄芩9g，潞党参15g，僵蚕6g，甘草4g，钩藤6g，大枣2枚，老生姜1片，李根皮9g，白芍9g，以生铁落125g煎汤代水煎药。

服2剂，抽搐已不发作。

11月24日四诊： 家长代诉：服药至今仍时有腹痛，4天前晚上四肢偶尔抽动几下即安，最近能安睡11个小时。

同为癫痫，此初治以厥阴肝经，继治以少阳胆经，而使癫痫发作渐趋平息。目前仍有脐腹痛、疲乏等，当治以足太阴脾经以甘温之剂，温太阴、厥阴，升足少阳、阳明。

【方药】补中益气汤加味。

炙黄芪10g，升麻3g，炙甘草5g，白芍9g，僵蚕5g，钩藤5g，柴胡3g，陈皮3g，潞党参12g，当归身5g，白术5g。

11月28日五诊： 家长代诉：服上方4剂，偶尔胸闷、疲乏，有时身体有轻飘感。仍守上方出入，服3剂。

随访数月未见癫痫发作，一切正常，已复课，智力不逊当时；嘱避免剧烈运动及劳累。

1989年3月25日又经福建医学院第一附属医院复查脑电图，结果正常。

【按】患儿发作前右腮抽痛，发作时手足抽动及病后人中歪斜，舌头内卷均属肝风内动；发作时口角流涎，发音困难，知觉丧失多属痰阻清窍。方中生铁落味辛性平，可降肝木之气，质重可重镇坠下；胆南星、远志、茯苓祛痰开窍，宁心安神；配以金蝉花息风止痉，白芍柔肝缓急，川楝子疏肝止痛。整体看来，该方用药特色鲜明，多从肝论治，具体表现在镇肝、柔肝、疏肝三个方面。

三诊时何以选用小柴胡汤？因柴胡感一阳之气而生，故能直入少阳，引清气上升；半夏感一阴之气而生，故能开结气、降逆气、除痰饮；黄芩外坚内空，故能内除烦热，利胸膈逆气；腹中痛者是太阴脾土受戕，肝木乘之作祟，故以白芍之酸以泻之；再用参、草补中气，姜、枣和营卫，使正胜邪却，内邪不留而外邪不复入；加僵蚕、钩藤平肝息风，李根皮疏肝化气止痛。

一般而言，痫证之治，慎用补中益气汤。因汤中黄芪除擅补脾气之外，亦擅补肝气、升肝气。升麻，柴胡亦擅升提肝气。故补中益气汤用于中气不足、气虚下陷证效果较好。但在癫痫之治中，每易导致肝风上扬，易诱发抽搐。癫痫病中见中气不足者，每用白术、茯苓、茯神，功专中焦，肝气不扬。且茯神、茯苓又有安神止痉之效，有所裨益。当然，也要看脉证实况，若脉证确系肝气不足、中气下陷，也可少量应用。

第二十六节　关幼波

一、简介

关霖（1913—2005），男，字幼波，北京市人，曾任中华全国中医学会常务理事、北京中医药学会名誉会长、中华医学会内科分会理事、中国中医研究院学术委员会委员等职。关幼波擅长肝胆疾病的治疗，被称为“肝病大师”，同时对杂病的治疗亦造诣深广，被誉为“疑难重症的克星”。其在临床上力倡“十纲辨证”，认为“审证必求因，当在气血寻”，著有《关幼波临床经验选》等。关老另辟蹊径，从络来论治癫痫。

二、医案

案 1：肝肾阴虚，风痰阻络之痫证

贺某，男，7 岁，1994 年 12 月 11 日初诊。

患儿于1994年3月上体育课时突然仆倒，意识不清，四肢抽搐，之后反复发作，每月发作4~5次，每次持续几十秒，发作时面色苍白，神志不清，四肢抽搐，口角流涎，专科医院诊断为癫痫，服用苯妥英钠、丙戊酸钠等药，未能控制病情，前往关老处就诊。患儿平素精神不佳，乏力，睡眠差，烦躁，易头痛，记忆力减退，纳差，二便调，舌淡红，苔薄白，脉弦细。

【证型】肝肾阴虚，风痰阻络。

【治法】养血柔肝，化痰息风。

【方药】当归10g，白芍15g，生地黄15g，何首乌10g，天竺黄10g，胆南星10g，杏仁10g，橘红10g，旋覆花10g，生代赭石10g，夜交藤30g，钩藤10g，香附10g，黄芩10g，丹参15g，川芎10g，全蝎5g。水煎服，日1剂。

上方加减治疗3个月，患儿癫痫发作次数明显减少，睡眠改善，精神好转，纳食增加；调理6个月，已能上学，正常生活；随访1年，未复发。

【按】《医林改错》云："小儿无记性者，脑髓未满。"癫痫作为世界医学十大难题之一，发病率与年龄有关，以1~10岁发病率最高。有70%~80%的慢性癫痫患者存在认知障碍，而癫痫对儿童认知功能的影响较成人更为明显。本案治疗中，一方面培补肝肾精血，使髓之化源元气充盛，髓充于脑，从而增强脑的思维、记忆功能；另一方面兼顾祛痰息风，以祛除留滞之病邪。扶正祛邪，标本兼治，可使诸邪化解，髓海盈满，从而达到健脑益智的效果。

案2：阴血不足，肝风内动之痫证

晁某，男，16岁，1994年11月21日初诊。

患者自幼胆小易受惊吓，性格孤僻，8岁时曾头部受到外伤，2年前受惊吓后出现四肢抽动、摇头、眨眼，发作时意识欠清，每次持续几分钟，每日发作10多次，平素精神、睡眠差，多梦，烦躁，恐慌，纳差，大便溏，舌红，苔薄白，脉弦细弱。患者在专科医院做脑电图检查显示异常，诊断为癫痫，服用苯巴比妥、安定、安坦等药，发作次数无减少，已休学。

【证型】阴血不足，肝风内动。

【治法】养血安神，平肝息风。

【方药】生地黄15g，白芍15g，当归10g，夜交藤30g，旋覆花10g，生代赭石10g，佩兰10g，枸杞子15g，川芎10g，香附10g，木瓜10g，牛膝10g，远志10g，百合 10g，藕节 10g，白豆蔻 6g。水煎服，日 1 剂。

12 月 5 日二诊：抽动次数每日减至 8～9 次，程度减轻，睡眠改善，烦躁减轻，仍有乏力，精神不集中，多梦，纳差，舌红，苔白，脉弦细弱。

【方药】上方加石斛 15g，全蝎 5g 继服。

12 月 26 日三诊：抽动次数减少至每日 6～7 次，发作时意识较前清醒，且多在劳累时发作，纳食增加，大便成形，仍有多梦，恐惧，腰酸乏力。

【方药】上方减白豆蔻，加酸枣仁 10g，石菖蒲 10g，珍珠母 30g，白僵蚕 10g。

服药 6 个月后，患者病情基本稳定，劳累后偶尔有发作，已可上学。

【按】心为神之宅，血为神之母。阴血亏虚，则神无所安，症见精神差、烦躁、不寐、多梦等。本案治疗以滋阴养血、宁心安神为主，辅以平肝息风，则癫痫发作减少，余症减轻。

案 3：桂枝加龙骨牡蛎汤治疗阴阳两虚之痫证

高某，女，23 岁，2001 年 5 月 7 日初诊。

患者 1 年前因受惊吓而夜间熟睡时（夜里 11 时左右）突然口中发生猪羊叫声，其父急忙起床寻视，见其神志模糊不清，昏不知人，唤其不醒，口吐白色涎沫，两目上视，四肢抽搐，弓背强急，左右打滚，持续 3～6 分钟后自行缓解。以后每周发作至少 1 次，发作后状如常人，可正常工作。无癫痫家族史，无外伤史，经北京、上海等地脑电图检查诊断为癫痫，服苯巴比妥无效，曾用针灸治疗稍有好转，程度略有减轻，但仍未见实质性改善，随着时间的推移，抽搐程度似有加重趋势。近日抽搐渐频，神志恍惚，病情加重，求余为其诊治。吾见其口不干不苦不黏，腰不酸膝不软，胸不闷心不悸，腹不胀，纳食不呆，精神可，二便平，月经稍推后，量少，色淡，质稀，无血块，舌红苔薄白，脉细弦。

【证型】阴阳两虚。

【治法】调和阴阳，镇潜安神。

【方药】桂枝加龙骨牡蛎汤。

桂枝 10g，白芍 10g，炙甘草 6g，生姜 3 片，大枣 5 枚，龙骨 15g（先煎），牡蛎 15g，酸枣仁 15g，合欢皮 10g，石菖蒲 10g，远志 10g。每日 1 剂，水煎 3 次分服。另配服狗肉，烹煮后趁热食之，忌食酒、虾、辣椒、肥肉等辛辣厚味之品。

半月后复诊患者言稍稍好转，发作程度稍减轻，嘱其继服；3 个月后复诊，好转明显，如平人，近期未见发作；3 年后随访未复发。

【按】桂枝加龙骨牡蛎汤功可调和阴阳、潜镇摄纳，《医门法律》称其“一方而两扼其要，诚足宝也”。本案另配服狗肉，益肾壮阳，使阳能生阴，以加强疗效。

第二十七节　祝谌予

一、简介

祝谌予（1914—1999），男，北京市人，北京中医学院（现北京中医药大学，下同）教务长，北京协和医院中医科主任，北京中医学院名誉教授，第七届全国政协委员，第七届北京市政协副主席，农工民主党北京市委员会主任委员，享受国务院政府特殊津贴。在医疗实践中，祝老强调辨证论治，重视培补脾胃，善用活血化瘀法，著有《施今墨临床经验集》《祝选施今墨医案》等，在国内外医学杂志发表论文 50 余篇。祝老曾用补中益气汤治愈癫痫。

二、医案

案 1：葛红汤加减治疗痰瘀痫

张某，男，38 岁，港商，1992 年 9 月 11 日初诊。

患者自 1986 年以来经常性目昏、不省人事，数日一次，曾在香港行脑电图等检查诊断为癫痫发作，仍时有发病。刻下症：约每周癫痫小发作 1 次，发病时两目昏暗，继则不省人事，但无抽搐及二便失禁，数分钟后清醒，自觉乏力神疲，口干心悸，情绪紧张或劳累易于诱发。舌红暗，脉沉细，脉律不整。

【证型】痰瘀互结，上蒙脑窍。

【治法】活瘀化痰，息风开窍。

【方药】葛红汤加减。

葛根 10g，红花 10g，丹参 30g，川芎 10g，赤芍 15g，茺蔚子 10g，钩藤 15g，地龙 10g，石菖蒲 10g，远志 10g，五味子 10g。每日 1 剂，水煎服。

连服 14 剂，患者一直未发癫痫，自感口干多梦，舌红暗，脉细弦。守方加牡丹皮 10g，白薇 10g，再服 1 个月。

1992 年 10 月 9 日患者自香港打来电传云：服药期间一直稳定，坚持正常工作，精力充沛。嘱其守方再服 15 剂，巩固疗效。

11 月 26 日复诊：因工作繁忙，上周有 1 次发作，但程度极轻，刻下痰多不利，守方加川贝母 10g，再服 15 剂。

【按】癫痫以暴然昏仆、四肢抽搐、二便失禁为主证，中医认为与风、火、痰、气导致气机逆乱，阴阳失调，风痰上犯神明之府有关，故有“无痰不作痫”之论，多数医家以清热化痰、平肝息风、豁痰开窍为治疗大法。祝师认为本病部分患者由于产时脑部受挤或后天脑外伤后，导致脑络瘀阻。脑为元神之府，瘀血内阻，风痰上扰则机窍失灵，是以昏仆抽搐反复发作，治疗必以活血化痰为主。本案虽脑外伤史不详，但据舌质红暗、脉律不整等特点，祝师断为瘀痰互结，脑窍被蒙，治用葛根、红花、丹参、川芎、赤芍、茺蔚子化瘀通络，逐其死血；石菖蒲、远志、五味子豁痰开窍安神定志；钩藤、地龙、牡丹皮、白薇平肝息风，凉血清热。本案祝师以活血化瘀为主，辅以化痰清热、平肝息风治疗，瘀血得逐，津液流畅，则痰浊不生，诸症得以控制。

案 2：十味温胆汤加味治疗痰痫

刘某，女，17 岁，中学生，1991 年 1 月 25 日初诊。

患者自 5 岁始每天夜间入睡后不久出现发作性意识障碍，双目上吊，口吐白沫，四肢抽搐，持续 3 ~ 5 分钟清醒，约每月发生 1 次。外院脑电图示重度异常，确诊为癫痫。经服苯妥英钠及中药治疗，1985 年后发作停止。但自 1989 年冬季又反复，3 天至 2 个月犯 1 次，醒后不能上学。我院神经内科予癫痫胺、丙戊酸钠治疗，发作程度及次数均好转。近 2 个月服西药后出现恶心、呕吐，不能进食，并有 2 次癫痫发作。现服卡马西平，每晚 0. 2g。刻下症：恶心呕吐，甚则每天 4 ~ 5 次，伴头晕头痛，口干发黏，痰涎较多，纳食不甘，心慌失眠，大便偏干，经行腹痛。舌暗红，苔薄白，脉弦滑。

【证型】痰湿内停，胃失和降，肝风上扰。

【治法】化痰和胃，平肝宁神。

【方药】十味温胆汤加味。

清半夏 10g，茯苓 20g，陈皮 10g，炙甘草 10g，枳实 10g，竹茹 10g，石菖蒲 10g，炒远志 10g，炒酸枣仁 10g，五味子 10g，茺蔚子 10g，白僵蚕 10g，白蒺藜 10g。每日 1 剂，水煎服。

2 月 22 日二诊：患者连服上方 20 剂余，服药过程中未再呕吐及癫痫发作，头痛头晕好转，进食、入睡正常。刻下：仍神疲乏力，大便干燥，睡前服卡马西平 0.2g，舌淡红，苔薄白，脉弦滑。

【证型】痰湿内停，胃失和降，肝风上扰。

【治法】化痰和胃，平肝宁神。

【方药】守原方加入钩藤、川芎、菊花、白芍、火麻仁、郁李仁、生大黄制成蜜丸，每丸重 10g，每饭后服 1 丸。

以上方为主服丸药 10 个月。

1991 年 12 月 6 日三诊：癫痫一直未再发生，饮食、睡眠、二便如常，唯白发逐渐增多，偶感头晕头痛，轻度水肿。舌红，苔薄黄，脉弦滑。

【证型】肝肾阴虚，肝阳上亢。

【治法】补益肝肾，平抑肝阳。

【方药】杞菊地黄丸加味。

枸杞子 60g，菊花 50g，牡丹皮 30g，生地黄 30g，熟地黄 30g，山药 30g，山萸肉 30g，茯苓 50g，泽泻 30g，黄连 20g，五味子 30g，制何首乌 60g，川芎 50g，白芷 30g，茺蔚子 30g，苦丁茶 30g，柴胡 30g，白蒺藜 30g。

诸药共研细末，炼蜜为丸，每丸重 10g，每饭后服 1 丸。随诊治疗 3 年余，病情未再反复。

【按】本案患者幼年发病，与先天禀受不足有关，呕恶少食、头晕头痛、痰涎壅盛又为浊痰停于胃府，夹肝风上犯于脑而成。祝师治疗首重化痰和胃、安神定志、平肝息风，习用十味温胆汤为主，酌加白僵蚕、白蒺藜、钩藤、菊花、川芎、白芷、茺蔚子等定痫息风活络之品以治其标。俟痰减邪退，久病本元已虚之象显露，则易以杞菊地黄丸滋补肝肾、清火息风以固其本。标本先后，层次分明，可资效法。

第二十八节　俞慎初

一、简介

俞慎初（1915—2002），男，号静修，福建福清人，福建中医学院教授，中医学家，中医医史学家，教育家，国家级中医药专家，全国首批老中医药专家学术经验继承工作指导老师。从医数十年，曾先后发表论文153篇，撰写医著20部，其中《中国医学简史》《中国药学史纲》《俞慎初论医集》分别获原卫生部、教育部和国家中医药管理局奖励。俞老常从痰论治，用涤痰汤加琥珀、远志、茯神等宁心安神药物治疗。若肝火偏盛，则去人参，加龙胆、石决明、地龙干、生栀子；脾胃虚弱者，加怀山药、白术、白扁豆等。

二、医案

案：涤痰汤加减治疗痰热痫

张某，男，18岁，1990年4月12日初诊。

患者于3岁时因跌伤头部后而致癫痫证，每年经常发作2～3次。发作时头部疼痛，随即四肢抽搐，尖叫一声昏倒仆地，口吐痰涎，数分钟后苏醒如常人。近两年来发作愈益频繁，今年已发作多次。常服鲁米那、安定之类药物控制病情。10天前又发作多次。患者胸闷痰多，口干口臭，大便干结，3天通便一次。舌质红，苔白，脉细数。

【证型】蕴痰化热，上蒙心窍。

【治法】涤痰开窍，清热安神。

【方药】涤痰汤加减。

制胆星6g，陈皮5g，半夏6g，茯苓10g，石菖蒲5g，浙贝母10g，枳壳6g，竹茹10g，琥珀5g，龙胆6g，朱砂拌麦冬15g，石决明24g，瓜蒌15g。5剂，水煎服。

琼花20g，地龙20g，小春花15g，煎汤代茶饮。

明矾6g，郁金30g，共研细末为丸如绿豆大，每次服3g，每日2次。

4月19日二诊：上药服后精神好转，胸闷、口干口臭减轻，大便已通，每天1次。仍守原法。

【方药】制胆星6g，浙贝母10g，石菖蒲5g，陈皮5g，半夏6g，琥珀5g，龙胆6g，朱砂拌麦冬15g，石决明20g，远志肉5g，杭白芍10g，地龙15g。5剂，水煎服。

5月3日及5月10日患者两次复诊，前方又连服10剂，药后精神转佳，诸症悉除。随访一年，痫证未再复发。

【按】本例系头部受外伤后致痫。患者时值幼年，元气尚弱，因跌仆惊恐，致心气逆乱、痰浊蕴伏化热，复因饮食起居失于调摄，痰浊随气机逆乱而蒙蔽心窍，用涤痰汤去党参、枣、姜，加龙胆、琥珀、浙贝母、麦冬（朱砂拌）、石决明等以豁痰、开窍、宁心兼以清热，故获良效。附方中的明矾、郁金研末为丸，即《永类钤方》中的白金丸，功能豁痰安神定痫；又以经验方琼花（即昙花）、小春花（即阴地蕨）、地龙煎汤代茶以增强定痫的作用。三方配合，相辅相成，效果更著，故治疗后痫证未再复发。

第二十九节　陈百平

一、简介

陈百平，男，1916 年生，又名家祯，浙江宁波人，先后任职于上海市第十一人民医院（现曙光医院）、上海市中医医院，1981 年受聘为上海市中医文献馆馆员。20 世纪 70 年代以后，其又潜心于癫痫病及消化系疾病的治疗研究，并研制出系列治疗用药，曾发表论文有《五生丸治疗癫痫 54 例》《辛热开破法治疗癫痫 217 例》等。

二、医案

案：癫痫自拟方治疗痰痫

夏某，女，9 岁，1985 年 4 月 17 日初诊。

患癫痫 3 年半，有惊吓史。1 年多来，痫发频繁，每发则昏仆，肢体抽搐，二目斜视，口吐涎沫，持续约 5 分钟。醒后感胸闷、头昏。大便 3 日一行，解而不爽。脑电图检查示“痫性放电”。长期服苯巴比妥、苯妥英钠等药仍不能控制。诊见舌边红、苔薄黄微腻，脉弦滑而数。

【治法】破痰开窍，泻热止痫。

【方药】桂枝 6g，石菖蒲 20g，胆南星 9g，姜半夏 9g，陈皮 6g，黄芩 9g，天竺黄 9g，僵蚕 9g，蜈蚣 2 条，枳壳 6g，生大黄 6g。每日 1 剂。

另服癫痫 2 号片（生乌头、生南星、生半夏、生白附子、黑大豆、生白芍、姜汁）4 片，每日 2 次。

服药 1 周，发作仍较频，但持续时间明显缩短，症状亦减轻，大便已正常，黄苔亦退，继用原法。

【方药】桂枝 9g，石菖蒲 20g，胆南星 9g，黄芩 9g，姜半夏 9g，陈皮 6g，僵蚕 9g，钩藤 9g，生牡蛎 30g，茯苓 9g，枳壳 6g，甘草 3g。每日 1 剂。

癫痫2号片4片，每日2次，嘱原服西药减量。

经以上治疗，痫病已一个半月未发作，西药全部停服，精神尚好，大便正常，唯时感头昏、乏力，舌苔薄白，脉濡。

【治法】健脾益气，化痰止痫。

【方药】桂枝6g，党参12g，胆南星9g，茯苓9g，陈皮6g，白术9g，姜半夏9g，僵蚕9g，石菖蒲15g，枳壳6g，炙甘草3g。每日1剂。

癫痫2号片4片，每日2次。

上方连续服用1年，癫痫未再发作。1987年3月10日，经上海市儿童医院复查脑电图，已正常。

【按】陈百平先生说痫由痰起，故治痫必先治痰，常用癫痫2号方（生乌头、生南星、生半夏、生白附子、黑大豆、生白芍、姜汁）开破散结，祛风止痉，标本兼顾。陈老认为顽痰闭阻心阳是癫痫的主要病机特点之一，治疗痫病尤重治心，故常在辛热破痰的基础上用通阳开窍之法。自拟癫痫1号方：如患者发作持续时间较长，更以息痫膏（安息香、公丁香、冰片、白胡椒、麝香、凡士林）涂于鼻下，借其香窜之性，直入心、脑，以助开豁之用。癫痫大发作患者，宜用泻热降浊、通腑利气之法。气火偏盛者，多选黄芩、黄连、栀子、生大黄、枳壳、木香。若患者痰热腑滞较甚，痫证发作频剧，则用巴星散（巴豆霜、胆南星、黄连）以导滞泻热止痫。对痰热灼伤津液者，多用麻仁丸缓润下之。进入缓解稳定阶段，治疗当以扶正健脾化痰为主，用六君子汤为基础方，血虚气滞者合逍遥散，气虚血瘀者配补阳还五汤，阳气不足者加人参、附子，肾精亏损者入熟地黄、益智仁。

第三十节　江育仁

一、简介

江育仁（1916—2003），男，江苏常熟人，著名中医学家、中医儿科学专家。南京中医药大学教授、博士研究生导师，中国中医药学会理事、儿科学会名誉会长，享受国务院政府特殊津贴。从事中医儿科医疗、教学、科研工作70年，尤擅长癫痫等疾病的诊治。主编《中医儿科学》《实用中医儿科学》等著作、教材12部，发表学术论文70多篇。针对小儿癫痫，江老创制中成药定痫散（全蝎、蜈蚣、龙胆、僵蚕、胆南星、天竺黄、郁金等）治之。

二、医案

案：肾本不足，肝有实火之痫证

袁某，男，9岁，1986年1月初诊。

素有“大脑发育不全症”，经常发热抽风（癫痫样发作），智力低下，呈痴呆状，平时走路不稳，动作不协调，常易跌仆，意识朦胧，说话不清楚，无表达能力。

【证型】 肾本不足，肝有实火。

【治法】 标本同治。

【方药】

Ⅰ号方：人参20g，鹿茸10g，肉苁蓉30g，益智仁30g，巴戟天30g，杜仲30g。

Ⅱ号方：龙胆20g，石菖蒲20g，矾郁金30g，地龙20g，蜈蚣15g，全蝎15g。

均研成细末。朝服Ⅰ号方以补肾，晚进Ⅱ号方以泻火化痰，每次服1.5g，用蜂蜜调服。

服药2个月后，患儿发热抽风得到控制，以后继续服用上药，直至1988年3月复诊时已2年多未发癫痫，智力也有明显提高，能懂得一般礼貌，说话也比较流利，能以表情和语言表达自己的爱和恨，并提出要求上学。

【按】 此案谨守患儿本虚标实之病机，开具处方立意独特，晨服补肾方促进阳气升发，晚进泻火化痰方宁心安神。肾主骨生髓，Ⅰ号方以鹿茸、肉苁蓉、巴戟天、杜仲温补肾阳，人参、益智仁安神益智改善智力；走路不稳，动作不协调，易跌仆多由肝火上扰脑窍，影响神志所致，故Ⅱ号方以龙胆清肝火，石菖蒲、郁金化痰开窍，地龙、蜈蚣、全蝎平肝通络止痉。

第三十一节　来春茂

一、简介

来春茂（1916—2011），男，汉族，浙江省萧山县人，云南林业中心医院医生，云南省名老中医。擅长内科，兼通各科。发表过多篇医学论文，出版《来春茂医话》《来春茂医镜》著作。来老学习前人经验，采取民间验方，拟订五石散治疗本病，获得一定疗效。

二、医案

案：五石散治疗痰痫

胡某，男，8岁，住昭通县，1963年2月4日初诊。

患癫痫病已4年，经常猝然仆倒，口吐涎沫，牙关紧闭，双下肢伸直，足内翻，每月平均发5～6次，每次历约5分钟即苏，舌苔白，脉弦缓，面色淡白，饮食不佳。平素染有肺门淋巴结核。

【证型】脾肺两虚，夹痰为痫。

【治法】清肺养心，健脾宁心。

【方药】五石散。

珍珠母94g，代赭石62g，青礞石46g，生明矾94g，琥珀62g，石菖蒲125g，僵蚕110g，蚱蜢110g。

每日2次，每次服5g，用百合15g，莲子10g煎汤送药末以清肺养心健脾。

2月25日二诊：服药期间痫证已停发，唯感疲乏，食量未增。

【方药】五石散125g，百合15g，莲子10g，太子参15g，怀山药12g。煎汤送药末。

3月20日三诊：痫证未发，饮食增加，面色亦较有神。

【方药】再处以五石散125g，减为每次服3g，引药同上。

患者于1977年（时已22岁）从昆明某厂回家探亲，伴他母亲来诊，其母谈及此事，云自从1963年治疗后，至今癫痫未复发过。患者身体非常健康，思维清晰活跃。

【按】本案之五石散由五种清热化痰、平肝潜阳之品组成——珍珠母、代赭石、青礞石、生明矾、琥珀，药效峻猛，量大质重。加石菖蒲清热化痰、醒脑开窍，僵蚕、蚱蜢搜风通络。痫证停发后，重在补益肺脾，亦可避免久服大量矿物药损伤脾胃。本案之五石散，切记不可改为汤剂。此因金石之药，峻猛重坠，每易引起胃部重坠感，食少纳呆，乏力短气，此为中气受损所致。其又常引起胸闷、胸痛、短气、叹息，此为宗气受损所致，不可不晓。故用丸散之剂以控制剂量，减少药物的副反应，但本药的效果亦颇佳，金石峻猛之效实非草木之品所能及，且有治疗病本，防止复发之效。

第三十二节　薛盟

一、简介

薛盟（1917—），男，江苏南通人，原字寒鸥，号剑昭，曾任浙江省中医药研究所中内科负责人、《浙江中医杂志》编辑、中华全国中医学会浙江分会内科学会委员等职。擅治疑难重症，用药灵活，制订验方，得心应手，多获良效。通过数十年的临床实践，他主张对任何病证，辨证论治是前提，但不能忽视辨病；于辨病的同时，也应结合辨证。其自拟“愈痫散”用于临床，取得初步效果。

二、医案

案 1：肝强脾弱之痫证

沈某，女，21 岁，工人。

素体阴血虚亏，患本证已 2 年，每月发作 2 ~ 3 次，多于夜间出现，自觉胸膺脊闷，心悸怔忡，头晕口干，手足抽搐，五心烦热，大便偏溏，饥不欲食。舌淡苔薄，脉沉细。

【证型】血虚不荣，肝强脾弱。

【治法】和养中焦，疏肝镇痉。

【方药】炙甘草 10g，炒酸枣仁 10g，辰茯神 10g，辰麦冬 10g，天麻 10g，钩藤 10g，淮小麦 30g，牡丹皮 9g，地骨皮 9g，制胆星 9g，石菖蒲 9g，生黄芪 20g。

白益镇惊丸（由人参、天竺黄、茯苓、天南星、酸枣仁、当归、地黄、麦冬、赤芍、黄连、龙骨、栀子、牛黄、薄荷、朱砂、青黛、关木通组成，具有养血安神的功效。用于小儿热病体虚，痰鸣气促，抽搐时作，将成慢惊风症者）1 粒，入煎。

二诊：上方服 10 剂后，患者痫证未再出现，唯仍感眩晕，指端有时震颤，甚则四肢厥冷麻木，眠食略有好转。

【方药】上方去胆星、石菖蒲、牡丹皮、地骨皮，加白芍 15g，丹参 15g，珍珠母 18g，生龙骨 18g，生牡蛎 18g。

坚持服药 40 剂余，诸症悉平。半年后，因患胆病复来就诊，询及旧疾，并未再发。

【按】阴与阳不是永远平衡的，而是常处于此消彼长、此长彼消的动态过程中。患者初诊心悸怔忡，头晕口干，手足抽搐，五心烦热，饥不欲食，且症状夜间加重，乃一派阴血不足之象。故治疗补益脾胃，滋阴养血。二诊时患者出现四肢厥冷，故去清热化痰、清热凉血之药，以避免损伤阳气。

案 2：脑室痹阻，经络失荣之痫证

李某，女，32 岁，工人。

1 年前，患者因遭车祸，颅脑严重损伤，经杭州某医院抢救，先后手术 2 次，换置人造颅骨 1 块，在右前脑部留下瘢痕组织病灶 1 处。手术创口愈合后，患者时感剧烈头痛，伴阵发性眩晕，同时出现痫证，每月发作 1 次，昏厥不省人事，手足瘛疭，口泛涎沫。平日形寒肢麻，月经闭止已半年以上，纳呆寐少，面色苍白、浮肿，两眼直视无神，问诊时语言对答不清，记忆力衰退。苔黄腻，舌有齿印，脉弦迟。

【证型】脑室痹阻，经络失荣。

【治法】养血息风，柔肝通络。

炙甘草 9g，川芎 9g，蜂房 9g，天麻 9g，制何首乌 15g，石决明 15g，枸杞子 15g，炒酸枣仁 15g，淮小麦 30g，制全蝎 5g，北细辛 2g，当归 20g，羚羊角粉 0. 6g（吞服）。

白益镇惊丸 1 粒，入煎。另配痫证镇心丸（中成药），每日晨晚各吞服 1 丸。

二诊：服上方 10 剂后，患者头痛眩晕缓解，手足抽搐消失，痫证轻度发作 1 次，2 分钟后即苏醒，本人几乎无感觉，再守原方续服 20 剂。

三诊：患者头痛、眩晕小有反复，痫证发作周期延长，到时未发，经闭已通，气血有来复之机。此后多次处方，其配伍药物有黄芪、沙参、芍药、菊花、牛膝、白术等，主要针对当时见症变通应用，2 个月来，本证已少发或不发。

【按】本案为继发性癫痫，患者有确切的外伤史、手术史，术后脑室中瘀血痹阻，因大量耗血导致经络失荣，故治疗当补血活血、通经活络，气血充盈则癫痫少发或不发。

案 3：痰湿阻络，肝风化火之痫证

应某，女，31 岁，职工。

患痫证已 12 年，近来发作较频，目眶黧黑，面有痞瘤，左偏头痛，头晕，四肢抽搐，夜寐常有噩梦，喉间多痰，胸闷气逆，全身关节酸胀，口苦而干，舌有紫斑，脉细涩。

【证型】痰湿阻络，肝风化火。

【治法】柔肝养血，祛痰通络。

【方药】炙甘草7g，淮小麦30g，炒酸枣仁12g，秦艽12g，炒白芍12g，蜂房9g，制苍术9g，制胆星9g，川芎9g，制全蝎6g，当归15g，白蒺藜15g。

白益镇惊丸1粒，入煎。

二诊：服药7剂后，痫证未作，头痛亦缓，但痰壅是恙根所在。

【方药】上方去秦艽、全蝎、制苍术、白蒺藜，加竹沥、半夏、制何首乌、石决明，再服7剂。

三至五诊：服药如前，痫证迄无续发征兆，唯颠顶及手足时感麻木，并有腹胀便溏现象。

【方药】甘麦大枣汤加当归、芍药、川芎、白术、木香、绿萼梅、左金丸1粒（入煎），连服20剂。

六诊、七诊：目眶黑已消失，面痦瘰未除，故予甘麦大枣汤合扁鹊三豆饮化裁，协调肝肾功能。

【方药】炙甘草9g，穞豆衣9g，绿豆衣9g，炒酸枣仁12g，淮小麦30g，赤小豆30g，生地黄15g，熟地黄15g，忍冬藤15g，山茱萸10g。

服15剂后，痦瘰转淡以至消退。除肢节痹痛尚未根治外，余症全告瘥减，后停药观察，病情已臻巩固。

【按】甘麦大枣汤甘平轻柔，药仅3味，用治诸疑难杂病，能小方见大效，似难令人置信，须知用药如用兵，仲景制方之妙，贵在以寡敌众，以精取胜。方中甘草为脾胃之药，能缓解寒热虚邪；淮小麦清心润燥，以益谷气；大枣温养中州，生津补血，但因性偏滋腻，难免助湿碍胃，故易以酸枣仁，取养心敛肝之力专收效尤著。临床上以本方化裁，可治疗各种类型的痫证；而于其他内伤杂病，如神虚胆怯，夜寐不宁，癫狂躁扰以及老年性或妇女围绝经期出现的精神异常各症，以该方以基础加以综合治疗，每获异曲同工之效。

第三十三节　刘渡舟

一、简介

刘渡舟（1917—2001），男，原名刘荣先，祖籍辽宁省营口市，著名中医学家，历任北京中医学院古典医籍教研组组长、伤寒教研室主任。从医六十余载，在学术方面重视以《黄帝内经》为源本的传统中医基础理论，主张阴阳五行学说、脏腑经络学说及六经气化学说为中医基础理论的核心；推崇中医四大经典、金元四大家、清代温病学派四大家以及《医宗金鉴》的学术思想和医疗经验，对于张仲景的《伤寒论》及《金匮要略》更是推崇备至，理论和临床造诣极深。刘老曾用五苓散使得患者癫痫得以控制，验证了《金匮要略》“假令瘦人，脐下有悸，吐涎沫而癫眩，此水也，五苓散主之”条文。

二、医案

案1：柴胡加龙骨牡蛎汤治疗痰火痫

尹某，男，34岁，因惊恐而患癫痫病。发作时惊叫，四肢抽搐，口吐白沫，汗出。胸胁发满，夜睡呓语不休，且乱梦纷纭，精神不安，大便不爽。视其人神情呆滞，面色发青，舌质红，舌苔黄白相兼，脉象沉弦。

【证型】肝胆气郁，痰火扰神。

【治法】疏肝泻胃，涤痰清火，镇惊安神。

【方药】柴胡12g，黄芩9g，半夏9g，党参10g，生姜9g，龙骨15g，牡蛎15g，大黄6g（后下），铅丹3g（布包），茯苓9g，桂枝5g，大枣6枚。

服1剂则大便通畅，胸胁之满与呓语皆除，精神安定，唯见欲吐不吐，胃中嘈杂为甚，上方加竹茹16g，陈皮10g服之而愈。

【按】《临证指南医案》认为，癫痫“或由惊恐……以致内脏不平，经久失调，一触积痰，厥气内风猝焉暴逆”而发。所用之《伤寒论》柴胡加龙骨牡蛎汤，由小柴胡汤去甘草，加桂枝、茯苓、大黄、龙骨、牡蛎、铅丹而成，治少阳不和，气火交郁，心神被扰的胸满、烦惊、谵语、心烦、小便不利等症。本方治肝胆气郁，又兼阳明腑热内结。方中小柴胡汤和解少阳之邪，龙骨、牡蛎、铅丹镇肝安魂，大黄泻内结之热，茯苓利三焦之水，配合桂枝有气化水湿、安神镇静之功，务使内外之邪热能解，肝胆之气得以调畅为宗旨。刘老常用本方治疗精神分裂症、癫痫、小儿舞蹈症。在具体运用时，可随症灵活加减化裁，如肝火偏盛者，加龙胆、夏枯草、山栀子；病及血分，加白芍、桃仁、丹参；顽痰凝结不开者，加郁金、胆南星、明矾、天竺黄。方中之铅丹有毒，用量宜小不宜大，服之宜暂不宜久，并以纱布包裹扎紧入煎。

案 2：肝脏火热之痫证

史某，男，22 岁，患癫痫病，每月发作两次。发作时人事不知，手足抽搐，头痛目赤，喉中痰鸣。视其舌质红绛、苔黄，切其脉沉弦滑数。辨为肝火动风、动痰，上扰心宫，发为癫痫。脉弦主肝病，滑数为痰热，而舌苔色黄故知其然也。

【证型】肝火动风、动痰。

【治法】凉肝息风，兼化痰热。

【方药】桑叶 10g，菊花 10g，牡丹皮 10g，白芍 30g，钩藤 10g，夏枯草 10g，栀子 10g，龙胆 10g，生地黄 10g，生石决明 30g，甘草 6g，竹茹 12g，黛蛤散 10g，玄参 12g。

患者服药后颓然倒卧，鼾声大作，沉睡两日，其病竟瘥。

【按】该案证属肝脏火热为患。热盛动风，火盛炼痰，风助火热，火借风威，痰随风动，则火、风、痰三者随肝气俱升，直犯高颠，发为癫痫，故并见有头痛目赤、喉中痰鸣、舌红苔黄、脉弦滑而数等症。因本案以肝火上炎为主要矛盾，故治疗以清泻肝火为主，兼以息风化痰为辅。方以桑叶、菊花、钩藤辛寒轻清之品，息风宣上以散上炎之火，正如叶天士所说，“辛寒清上，头目可清”；龙胆、夏枯草、黛蛤散清泻肝火并化痰浊；栀子发火之郁，牡丹皮能上能下，凉血行血。以上诸药皆苦寒，可直折上炎之势。用生石决明在于潜阳息风；佐以生地黄、白芍、玄参凉血养阴护肝，意在安未受邪之地；竹茹化痰和胃，甘草益脾胃和诸药。全方辛散、苦折、酸泻、甘缓并用，切合《黄帝内经》“肝苦急，急食甘以缓之”“肝欲散，急食辛以散之，用辛补之，酸泻之”之宗旨。

第三十四节　赵绍琴

一、简介

赵绍琴（1918—2001），男，北京市人。曾任北京中医学院温病教研室主任，中国中医药学会内科学会顾问，中国医学基金会理事，第七、八届全国政协委员等。善于运用叶天士“透热转气”法救治高热不退、昏迷等危重病证，大大地发展了叶天士的温病辨治理论。著有《温病纵横》《文魁脉学》《赵绍琴临证400法》《赵绍琴临床经验集》《赵绍琴内科学》等。针对癫痫，赵老主张“清肝经风热，除内郁痰火，息风定搐止痉”一法。

二、医案

案：肝经郁热，脉络受阻之痫证

高某，男，7岁，1988年11月1日初诊。

患儿2年前因脑震荡愈后遗癫痫症，每周发作2～3次，发作时两目上吊，口吐涎沫，四肢抽搐，有时发出尖叫声，即而昏迷不知人事，待3～5分钟后自醒，醒后如常人。经多方治疗，疗效不明显。2年来一直靠服西药维持。诊见形体消瘦，面色发青，心烦急躁，夜寐不安，大便干结如球状。舌红苔黄且干，脉弦滑数。

【证型】肝经郁热，脉络受阻。

【治法】活血化瘀，清泻肝热。

【方药】蝉衣6g，僵蚕10g，片姜黄6g，大黄2g，柴胡6g，川楝子6g，丹参10g，赤芍10g，焦三仙各10g，水红花子10g。

7剂。忌食肥甘厚腻辛辣食物。

二诊：服药后未发作，大便日2次，较稀，余症减轻，仍服用苯妥英钠，舌红且干，脉滑数。

【方药】升降散合温胆汤加减。

蝉衣6g，僵蚕10g，片姜黄6g，大黄1g，竹茹6g，炒枳壳6g，胆南星6g，钩藤6g，槟榔10g，焦三仙各10g。7剂。

三诊：服药期间仅小发作一次，夜寐尚安。

【方药】前方加减。

蝉衣6g，僵蚕10g，片姜黄6g，大黄2g，钩藤6g，使君子10g，焦麦芽10g。7剂。

四诊：病情稳定，西药停；未发作，无其他不适。

【方药】青礞石10g，半夏10g，竹茹6g，钩藤10g，蝉衣6g，僵蚕10g，郁金10g，赤芍10g，槟榔10g，焦三仙各10g，大黄1g。

每周3剂，连服一个月以巩固疗效。饮食当慎，防其复发。1989年4月24日追访，未再复发。

【按】癫痫，又称“痫证”。该患儿头部血络受阻，瘀血停滞，筋脉失调，心窍不通，以致元神受损，神志昏乱而发为痫。血瘀则气滞，肝脉不舒，则四肢抽搐；气滞则痰壅，可见口吐涎沫；频发则耗伤正气，则形体消瘦；血瘀不行，气机不畅，津液不布，肠失滋润，故大便干结；心烦急躁，夜寐不安，面色发青，舌红脉滑数，为肝经郁热之象。赵老用升降散调畅气机；取柴胡、川楝子助蝉衣透散清泻肝经之热；赤芍、丹参助姜黄散郁活血通络；焦三仙、水红花子既能消食导滞，又能防其升降太过而损伤胃气。待肝经之郁热渐清后，又合温胆汤加减而调之，以巩固疗效。

第三十五节　詹起荪

一、简介

詹起荪（1919—2009），男，浙江杭州人，出身于三世业医之家，首批国家级名老中医，曾先后担任浙江中医学院（现浙江中医药大学，下同）儿科教研室主任、教务处长、副院长。其从事中医儿科临床五十载，系儿科世家，对儿科常见病诊治有独到之处。詹老治疗癫痫注重以息风定痫、豁痰通窍、活血为法。他创立的定痫豁痰汤，使小儿癫痫病的疗效从控制进而治愈，治愈率达90%以上。

二、医案

案1：肝阳上亢之痫证

高某，男，15岁，1982年7月7日初诊。

有癫痫病史，脑电图检查提示“癫痫”可疑。去年至今反复发作，发时目呆、痰壅、四肢抽搐，以夜间为主。胃纳一般，大便干，溲短而浑，苔薄腻，脉弦滑。

【证型】肝阳上亢。

【治法】平肝息风，镇痉豁痰。

【方药】辰茯苓9g，钩藤9g（后下），白蒺藜9g，地龙6g，竹沥6g，半夏6g，菊花6g，制僵蚕6g，明天麻5g，陈胆星5g，郁金5g，陈皮5g。

7月10日二诊：服上方3剂，目前喉间痰鸣、胃纳一般，大便干，溲黄，苔薄黄腻，脉弦滑。拟前方出入。

7月17日三诊：服上药7剂后，近日未见发作。时惊恐不安，喉间有痰，咳不多，胃纳一般，大便尚可，溲浑而短，苔薄腻，脉弦滑。拟前方出入。

7月24日四诊：服上药7剂后，现寐欠安，喉间痰鸣，肢酸乏力，胃纳一般，大便尚可，溲浑，苔薄白，脉细滑。拟前方出入。

连服上方10剂余，随访观察5年，未见复发。

【按】肝阳亢盛则热，热极则动风化火；痰是癫痫关键的病理因素，体内痰重，停滞日久，郁久化热，则上犯于心胸。本案治疗以平肝息风、镇痉豁痰加清热化痰之品，另加郁金、陈皮疏肝行气，患者癫痫不复发作。

案2：痰蒙心窍之痫证

叶某，女，7岁，1982年3月27日初诊。

去年春季突然目呆神昏跌倒，口中有痰涎，手足拘急，曾发作四五次，前天又作，作后头痛，智力迟钝，纳呆，二便尚可，苔薄腻，脉弦滑。近日鼻塞流涕，咽红，咳嗽不爽。

【证型】痰蒙心窍。

【治法】清宣豁痰，平肝镇静。

【方药】钩藤9g（后下），白蒺藜9g，制僵蚕6g，竹沥6g，半夏6g，桑叶6g，杏仁6g，贝母6g，明天麻5g，橘红5g，天竺黄5g，紫苏梗4g，蝉蜕2g。

3月31日二诊：服上方4剂，近两日癫痫夜间再发，痰滞稍松，胃纳不思，二便尚可，苔薄腻，脉弦滑。

【方药】钩藤9g（后下），白蒺藜9g，炒谷芽9g，制僵蚕6g，竹沥6g，半夏6g，贝母6g，菊花6g，神曲6g，明天麻5g，前胡5g，橘红5g。

三、四诊：因日前新受外感，以治外感为主。

4月10日五诊：近阶段癫痫未见发作，胃纳一般，二便尚可。

【方药】辰茯苓9g，炒谷芽9g，桑叶6g，制僵蚕6g，地龙6g，神曲6g，明天麻5g，炒白芍5g，炒当归5g，陈皮5g，炙甘草3g。

4月17日六诊：服上方7剂，诸症有所好转，效不更方，再进7剂。

4月28日七诊：服药后来见再发，智力有所减退，纳谷不香，二便尚可，苔薄白，脉弦滑。

【治法】平肝安神，佐以豁痰。

【方药】辰茯苓9g，白蒺藜9g，丝瓜络9g，炒谷芽9g，桑叶6g，制僵蚕6g，菊花6g，钩藤6g（后下），炒当归5g，陈皮5g。7剂。

续以前方出入，随诊观察5年，未见复发。

【按】痰随气流行，无处不到，内至脏腑，外达筋脉皮肉，引起多种病证，故云“百病皆由痰作祟”。痰饮流注于心，易于蒙蔽神明，使心神失常，出现神昏痴呆，发为癫痫。痰饮流注于脏腑组织中，阻滞气机升降出入，痰滞在肺，则肺失宣降，可见咳嗽不爽、流涕；痰停胃中，则胃失和降，可见纳呆、痞满。苔腻，脉滑均为痰浊壅盛之征。脾胃乃后天之本、水谷之海、气血化生之源，脾胃功能的强弱直接关系到人体生命的盛衰，故痫病尤其是后期应该注重顾护脾胃。本案治疗重视患者胃纳情况，以清宣豁痰、平肝镇静加健脾除湿、消食化滞之品，标本兼治。

第三十六节　贾堃

一、简介

贾堃（1919—2005），男，生于陕西西安，祖籍商县。1946年取得当时的中医师证书，开办中医诊所，同年加入西安市中医师学会。曾担任中华全国中医学会陕西省分会理事等职务。出版《癌瘤中医防治研究》《实用儿科学》《儿科临床实践》等十余部专著。贾老认为脑癌会发生癫痫、抽搐，故以息风镇惊法治之。

二、医案

案：气虚痰凝之痫证

苏某，女，1岁半，1957年9月19日初诊。

母代诉，小儿出生4个月后，有时在啼哭时突然气闭，颜面发红，瞪眼，口唇青紫，两拳紧握，经过十多分钟又一切如常，2～3天发作1次，经某医院诊断为癫痫，并介绍来诊。舌苔白，指纹青紫。

【证型】气虚痰凝。

【治法】补益气血，化痰安神。

【方药】高丽参3g，川黄连3g，明雄黄3g，生地黄12g，当归9g，茯神9g，柏子仁6g，灵磁石6g，石菖蒲6g，远志6g，玄参6g，炒酸枣仁8g，明白矾6g，郁金9g，砂仁6g，五味子4.5g。上药共研极细粉，装入有色瓶中，每次服0.6g，日服3次，开水送下。

9月22日二诊：患儿精神好转，病未发作，用原方继服。

10月4日三诊：一切正常，仍原方继服。

1958年3月，患儿因伤风来诊，其母说癫痫一直未再发作。

【按】《丹溪心法》云："善治痰者，不治痰而治气。气顺，则一身之津液亦随气而顺矣。"其指出了理气化痰的重要意义，也就是说，治气是治疗痰证的关键一环。本案治疗重在补益气血，痰随气行，亦随气化，气血充足则促使痰浊顺利排出，可获比较好的疗效。癫痫之病，其治疗多以痰论治，用药多金石之品，如礞石、白矾类，又多重镇安神，如龙骨、牡蛎、龙齿、珍珠母类，故易克伐脾胃，阻碍胃气。用中药治疗时，多需佐以益气健脾之药，以助正气，否则日久则纳差胃胀，身体羸弱。但用补之时需注意慎用黄芪，以防肝气上冲，诱发痫作。如需应用，可佐以等量葛根，以降肝气。

第三十七节　杨甲三

一、简介

杨甲三（1919—2001），男，江苏武进人。1957年调入北京，参加北京中医学院的筹建，担任针灸科研、教学、临床工作，培养了大批针灸人才，为针灸学术发展做出了重要贡献。主要著作有《针灸临床取穴图解》《杨甲三取穴经验》《针灸取穴法》《腧穴学》。对于癫痫发作期的治疗，杨老认为可取水沟、涌泉、百会、合谷、太冲等穴，肢体抽搐明显者可加后溪、申脉以开窍醒神，镇静止痉；对于缓解期的治疗，杨老多采取息风化痰、安神定志之法，选择外关、足临泣、风池、大椎、本神、神庭、四神聪、天枢、中脘、气海等穴。

二、医案

案：痰气郁结之痫证

刘某，女，20 岁，学生，1996 年 3 月 29 日初诊。

患者五年前因夜出受惊，后精神不振，十余天后行走时突然昏倒在地，不省人事，四肢抽搐，口吐白沫，牙关紧闭，口中发出低怯鸣叫声，三五分钟后苏醒，醒后头目昏沉，乏力。此后每半年发作一次。近两年来发作日益频繁，或十余天一次，或三五天一次，经服用鲁米那、苯妥英钠等疗效不显著，前来针灸治疗。现症见中焦满闷，纳呆，月经前后不定，面色㿠白，神疲乏力，二便尚调，舌淡，苔白腻，脉滑。

【证型】痰气郁结。

【治法】安神通督，理气化痰。

【取穴】大椎、身柱、本神、神庭、四神聪、中脘、天枢、气海、申脉、三阴交、足三里。

操作：大椎、身柱速刺不留针，用泻法；本神、神庭、四神聪斜刺，用泻法；中脘、天枢、气海平补平泻；补足三里、三阴交，泻申脉。留针 20 ~ 30 分钟，每周 2 次。

4 月 3 日：经两次治疗，癫痫近几日未发作，胸脘满闷较前缓解减轻，食欲见增，精神亦有改善，眠差，舌苔变薄，脉滑。继上法治疗。

6 月 10 日：经两个月的治疗，癫痫发作频率明显减少，治疗期间共发作两次，睡眠安香，纳食大增，舌苔变薄，脉仍见滑。

【取穴】上方去本神、神庭、四神聪、申脉，加外关、足临泣。改每周 1 次。

至 1996 年 10 月，经半年的调治，患者癫痫未见发作，月经亦调，脉症俱平。后随访 2 年，未见复发。

【按】该患者因受惊气机逆乱诱发，痰气郁阻中焦，升降失常，运化失司，痰气走窜经络，蒙闭清窍而发此病。治疗以安神通督治其标，穴取大椎、身柱、头三神

（本神、神庭、四神聪）等；理气化痰解郁治其本，穴取四门（中脘、天枢、气海）、三阴交、足三里等。频发期配后溪、申脉加强通督之功，稳定期则以调理气机为务，故用外关、足临泣调畅阳分气机。癫痫一病，以针灸治疗的极少，但针灸治疗却有其独特效果。其效一为开窍醒神，取穴如神庭、四神聪、水沟等。二为止痫，癫痫发作前很多患者都有“气上冲”感，盖为肝气上冲，导致痫作，而大椎、身柱等穴可阻其上冲，有预防、中止痫病之效。三为全身随症调节，灵活取穴，而且针灸之治，无药物之伤肝损肾等副作用。

第三十八节　梁剑波

一、简介

梁剑波（1920—2003），男，字宇澄，广东肇庆人，广东省名老中医，岭南文化大师，全国著名中医药专家，享受国务院政府特殊津贴，“岭南派”创始人之一。行医六十余载，临床经验丰富，精通内、外、妇、儿、五官各科，尤其对疑难杂症治疗多见奇效。著有《医学津梁》《医述》《中医学讲义》《公众诊所》《儿科百例》《妇科菁萃》等。梁老主张癫痫大发作可选用乌沉益智散、惊气丸、凉肝丸；小发作可用温胆汤、龙胆镇惊汤；局限性发作可用乌药顺气散、养心汤、天王补心丹化裁；精神运动性发作缓解前后分别施以乌沉益智散与定弦丸或清心温胆汤；患者在控制病情之后，仍须坚持服药 6 ~ 12 个月以上，可选择参苓白术散、六君子汤、滋阴宁神汤、左归丸、丹栀逍遥散、定震丸。

二、医案

案：定痫汤合痫得安丸治疗风痰痫

梁某，女，32 岁，1991 年 5 月 27 日初诊。

患者于 19 年前的一个晚上突然四肢抽搐，口吐白沫，不省人事，经治疗未愈，以后每月发作一次，经诊察，诊断为癫痫，服苯妥英钠等药已 15 年余，症状未能控制，近数月来发作更频。舌淡，苔薄，脉滑。

【证型】痰蒙神窍。

【治法】豁痰宣窍，息风定痫。

【方药】定痫汤合痫得安丸。

天麻10g，天竺黄15g，法半夏15g，川贝母10g，全蝎10g，石菖蒲10g，琥珀10g，蜈蚣2条，甘草5g，胆南星12g，陈皮5g，远志8g，茯苓15g，丹参15g，麦冬15g，蝉蜕10g。痫得安丸：即此方加羚羊骨、胆南星，以朱砂为衣。

6月25日二诊：服上方28剂后症状减轻，由原来每月发作2次减为1次，效不更法，守方再进28剂。

7月22日三诊：用药后症状继续减轻，每月只发作1次，再拟上方28剂。

8月20日四诊：按上方连续服3个疗程，并服痫得安丸，癫痫已无发作。痫得安丸每次6g，每日2次。

【按】梁老认为，绝大多数癫痫的患者，其一是痰凝，其二是火郁，故治疗须行痰、涤热、除惊、健脾、宁神，疗效始著。本例患者，癫痫19年，曾服西药15年，症状未能控制，经服定痫汤和自拟方痫得安丸3个月，病情竟得以控制，故此，痫证并非不治之症，医者要耐心辨证下药，并对病家说明治疗原则，使病家与医者合作，是可以使病情缓解的。

第三十九节　何任

一、简介

何任（1921—2012），男，浙江人，首届国医大师，历任浙江省中医进修学校副校长、校长，浙江中医学院教授、副院长、院长，中华全国中医学会第二届常务理事、浙江分会会长。临床长于内科、妇科病的治疗，对《金匮要略》的研究颇有建树，著述甚丰，被日本汉方学界称为“研究《金匮》第一人”。何老治疗癫痫，主张以化痰祛瘀为主。

二、医案

案：风引汤治疗风痰痫

朱某，男，36岁，1981年11月16日初诊。

癫痫已久，每周发作二三次。发作时神志不清，痰鸣，手足搐动，片刻而苏，影响工作，脉弦，苔厚。

【证型】风痰内阻。

【治法】豁痰祛风。

【方药】风引汤。

紫石英18g，寒水石18g，滑石18g，赤石脂18g，生石膏18g，大黄9g，干姜9g，龙骨18g，桂枝9g，牡蛎12g，石菖蒲9g，甘草12g。上药各研粗末，和匀再研，贮藏。每晚临睡时吞服6g（或煎服，量可略多）。

服药1剂未尽，癫痫旬余未作，病者家属皆欣喜不已，又续配1剂进服。

【按】风引汤出自《金匮要略·中风历节病脉证并治》。所谓风引，指风痫掣引，故风引汤常用治癫痫。方中石膏、寒水石、滑石、赤石脂、紫石英清热重镇息风；大黄泻热祛瘀；龙骨、牡蛎潜降；干姜和中，桂枝祛风，寓热于寒，则能和胃而祛散风火；菖蒲豁痰利窍；甘草和中。药后则见癫痫发作间隔明显延长，可见风引汤是临床上治癫痫一张值得研究的处方。

第四十节　谢海洲

一、简介

谢海洲（1921—2005），男，河北省秦皇岛市人，北京中医学院名誉教授，中国中医研究院广安门医院内科资深研究员、主任医师、博士研究生导师。从事内科疾病治疗研究六十余载，在治疗脑血管病后遗症、颅脑外伤后遗症、神经系统疾病等方面经验丰富。他先后在学术期刊发表论文近200篇，出版学术著作如《谢海洲论医集》《中医药丛谈》《谢海洲医疗经验辑要》等。谢老治疗癫痫善于在辨证的基础上加上远志、石菖蒲、全蝎等药。

二、医案

案：肝肾亏虚之痫证

秦某，女，44岁，农民，1997年1月23日初诊。

患者于10年前猝受惊恐，继而郁怒，不久出现眩仆倒地，昏不知人，手足抽搐，口吐涎沫，面色青紫，二便失禁，发作历时数分钟至数十分钟不等，而后昏昏入睡，醒后神情恍惚，疲乏无力，头重如裹，发作过程全然不知，发作无定时，发前无征兆。在某医院查脑电图，确诊为癫痫。诊其体丰面黧，神情呆滞，反应迟钝，眠差多梦，头晕昏蒙，带下量多，质稀色白，舌暗淡嫩，脉沉小弦。

【证型】肝肾亏虚，脾失健运，风痰闭阻，脑窍失灵。

【治法】补肾荣脑，健脾化痰，息风定痫。

【方药】桑椹30g，黑芝麻20g，菟丝子18g，胆南星6g，茯苓15g，陈皮9g，半夏9g，石菖蒲15g，天麻6g，钩藤15g，全蝎6g，僵蚕10g，牵牛子6g，体外培育牛黄0.3g（分冲），制何首乌20g。14剂，水煎服。效不更方，可继服多剂。

2月27日二诊：上方连服30余剂后，患者癫痫未作，睡眠明显好转，饮食增加，头晕减轻，唯弱不禁风，常易感冒，记忆力下降，舌脉同前。

【证型】外感风邪。

【治法】补肾荣脑，健脾化痰，息风定痫。

【方药】上方加黄芪30g，白术15g，防风6g，蔓荆子10g。30剂，水煎服。效不更方，可继服多剂。

4月22日三诊：患者10天前月经来潮，经期因精神刺激而痫证发作，但诸症较前明显减轻，历时亦短，清醒较快。现咽部有痰，头欠清爽，心烦易怒，纳呆眠差，舌淡红，苔白腻而干，脉沉弦。

【证型】痰浊中阻。

【治法】平肝息风，痰瘀并治。

【方药】天麻6g，钩藤15g，白芥子9g，胡椒3g，牵牛子6g，石菖蒲10g，蜂房5g，全蝎5g，蜈蚣3条，木香10g，砂仁6g，郁金12g，知母9g，酸枣仁18g，生地黄10g，熟地黄10g，川芎10g，益母草15g。水煎服，14剂。效不更方，可继服多剂。

6月10日四诊：上方继服近50剂后，患者癫痫未作，唯有轻微头晕，时有坐卧不宁，多梦，记忆力衰减，腰膝酸软，舌暗胖，脉小弦。

【证型】肝风内动。

【治法】平肝息风。

【方药】上方去蜂房、蜈蚣，加生石决明25g，珍珠母25g，煅龙骨25g，煅牡蛎25g，沙苑子10g，白蒺藜10g，菊花10g，藁本10g，琥珀粉6g。14剂，制水丸，每次

6g，每日3次。坚持长期服药，以资巩固。

半年后随访，患者症情未再发作；坚持服药2年后，病情巩固，脑电图示正常。

【按】患者久病脾肾不足，卫外不固易感外风，若外感风邪，引动伏痰，内外合邪，风痰上涌，蒙蔽清窍，可致癫痫发作。因此治疗中当注重摄生防护，避风寒。本案二诊时加玉屏风散，意在益气固表，增强卫外御邪之力。

第四十一节　张介安

一、简介

张介安（1921—2004），男，字荷村，湖北黄陂人，武汉市中医医院儿科主任、主任医师、教授、副院长，中华全国中医学会儿科分会第一、第二届委员，全国首批五百名老中医之一，享受国务院政府特殊津贴。结合家传及四十余年的临床经验，编写了《张介安儿科传心录》及西学中教材《中医儿科学》，出版有《婴幼儿常见病临床诊治育护》一书。张老在治痫中，豁痰重在辨治生痰之因，息风则注重择其入肝经平肝风之动物、矿物类药物，其注重补虚不离养血、健脾之法，实为治痫诸法中之要义。

二、医案

案：消食散加味治疗痰热痫

彭某，女，6岁，1988年1月22日初诊。

主诉：间断口角㖞斜抽搐2年余。

现病史：患儿于1986年年初开始出现口斜抽动，双目斜视。嗣后每两周发作一次，以饮食生冷油腻之物为其诱因。多在夜寐之时发作，每次一两分钟，无口吐白沫之症。曾在武汉某院做脑电图检查，确诊为“癫痫”。长期服用丙戊酸钠片，效果不佳。平素纳差，夜寐不安，头项汗多，时口臭，便结。诊查：面黄形瘦，手心热。舌苔白厚腻，脉滑数。

【证型】痰热内蕴，饮食停滞。

【治法】导滞化痰，清热息风。

【方药】消食散加味。

川厚朴10g，茯苓10g，陈皮6g，建神曲6g，鸡内金10g，焦山楂10g，槟榔10g，川贝母10g，僵蚕10g，石斛10g。

二诊：服上方药4剂后，患儿食欲略增加，余症无明显好转，舌苔仍白厚腻。

【方药】上方去石斛，加藿香、砂仁、蝉衣、石菖蒲。

三诊：服药24剂，此期间患儿抽搐未作，食欲增加，汗减少，寐转安；大便下黑色结屎及少许痰涎之物，日行一两次。后因其家属予以油腻之物调之，于2月19至22日先后发作4次，仍以口斜抽动、两眼斜视为主，约1分钟。其后又见纳少、烦躁、汗多、便结。舌苔白腻，脉细滑。

【治法】导滞化痰，息风止痉。

【方药】川厚朴10g，茯神10g，陈皮6g，建神曲6g，鸡内金10g，焦山楂10g，蝉衣6g，僵蚕10g，川贝母10g，石菖蒲6g。4剂。

四诊：药后患儿抽搐未作，食欲增加，夜寐安宁，汗减，二便调。舌苔薄白，脉细。

【治法】健脾除湿，养阴息风。

【方药】南沙参15g，北沙参15g，茯神10g，当归10g，杭白芍10g，山药10g，薏苡仁15g，白扁豆10g，僵蚕10g，蝉衣6g，陈皮6g。

五诊：服上方药5剂后，患儿精神明显好转，食欲睡眠均正常。

【方药】继拟上方加用炙黄芪、灯心草或麦芽、建神曲。

共服药30剂，患儿抽搐一直未发作，随访至今近4年无反复。

【按】患者发病以饮食生冷油腻之物为其诱因，伴口臭、便结、舌苔白厚腻、脉滑数，皆因脾虚，无力运化水谷精微，食积则酿湿化热成痰。除药物治疗外，尚嘱咐患者合理膳食，避免进一步损伤脾阳。

第四十二节　李寿山

一、简介

李寿山（1922—2013），男，山东平度人，曾任大连市中医医院院长、大连市政府科技顾问、大连市中医药学会理事长。享受国务院政府特殊津贴，2003年获中华中医药学会“最高成就奖”和终身理事称号。从事临床、教学、科研工作六十余载，倡导调理脾胃治疗内科疑难杂症。在癫痫缓解后期，李老常开取验方止痫丹（郁金、胆南星、清半夏、血竭、乌蛇、全蝎、蜈蚣、朱砂、明矾、皂角、冰片、麝香、牛黄）。

二、医案

案：风引汤治疗阳痫证

余某，男，16岁，学生。

患者自8岁始有癫痫大发作史，随年龄增长而加重，常3~5日大发作一次，甚则昼夜发病1~2次。体质较弱，发病前有头痛幻视，继则昏倒不省人事，惊叫如羊叫声，抽搐吐沫，目睛上视，牙关紧闭，常咬破唇舌，每次发作2~3分钟，渐醒如常人，仅感倦怠无力。平素靠西药苯妥英钠维持，但仍时有发作。诊得脉弦大，舌红，苔白薄。

【证型】 肝风痰火。

【治法】 清热息风，豁痰定痫。

【方药】 风引汤加减。

桂枝10g，大黄7.5g，干姜6g，生龙骨25g，生牡蛎25g，生石膏30g，寒水石20g，紫石英20g，滑石粉15g，灵磁石30g，丹参25g，钩藤30g，全蝎5g（研末冲服），蜈蚣2条（研末冲服）。水煎服，每日1剂。

进药15剂，其间仅发病1次，症状轻微，再服15剂，未发病。停汤剂，续服验方止痫丹，早晚各服3g，服药后2个月未发病，同时逐渐减量而停服苯妥英钠。先后服验方止痫丹约1年未发病，停药观察。随访20年余，一切正常。

【按】 风引汤，出自《金匮要略》，具有除热定痫之功效。《备急千金要方》云："治大人风引，小儿惊痫瘛疭，日数十发，医所不药者方。"本案治疗以风引汤加重坠之品平肝潜阳，并配合灵动性猛之虫药以平息肝风、祛风定痫，疗效显著。

第四十三节　李少川

一、简介

李少川（1923—2005），男，汉族，河北省束鹿县（现辛集市）南陈村人，教授，天津中医学院（现天津中医药大学，下同）第一附属医院主任医师、副院长。曾获得全国先进工作者（1956 年）、天津市劳动模范（1978 年、1990 年）、天津市卫生系统“伯乐奖”（1994 年）等荣誉。1939 年受业于北京四大名医之一汪逢春先生门下，从师受业 3 年，深得其传。临床擅长治疗小儿癫痫、肾病、咳喘等儿科疑难病证。李少川教授认为小儿癫痫是以正虚为本，痰气逆乱为标，脾虚痰伏，痰气上逆为其主要病理机制，因而提出“扶正健脾，顺气豁痰”法治疗小儿癫痫。

二、医案

案 1：痰湿内蕴之痫证

王某，男，3 岁半。

3 年前（患儿 4 个月时），患儿因受凉发烧 38℃，突然两眼上翻，凝视，四肢抽动，伴口吐白沫，唇发绀，历时约 2 分钟，自行缓解，抽后鼾睡，醒后如常。自此以后，每隔 3～4 个月稍有发热（低热）即有类似发作。近一年来，因有感冒、流涕，不发烧时亦有发作。曾在某西医院检查，诊为癫痫，药未服。近日因又发作一次，于 1979 年 3 月来我院门诊求治。患儿平素食欲尚好，大便经常干燥，睡眠欠佳。第二胎，足月顺产，无明显颅脑外伤史。未患过任何传染病。家族中否认有抽搐史。查体：发育营养中等，神志清楚，一般情况尚好，智力发育良好，心肺检查未见异常，肝脾未扪及肿大，神经系统未引出病理反射。舌质红，苔薄白，脉滑数。

【证型】痰湿内蕴。

【治法】化痰除湿。

【方药】石菖蒲 9g，郁金 9g，半夏 9g，胆南星 3g，陈皮 9g，青皮 9g，木瓜 6g，枳壳 9g，瓜蒌 9g，六曲 9g，莱菔子 9g，云茯苓 9g。

二诊：药后患儿睡眠安稳，食欲精神好，大便转为正常，抽搐未发作。连服 10 剂后改配糖浆。

【方药】石菖蒲 60g，胆南星 6g，青果 150g。前 2 味加青果核先煎，每以水 4 杯煎剩至 2 杯连煎 3 次共 6 杯。再加青果肉，煎至 1～3 杯。加蜂蜜搅拌为糊状，备用。每日早晚各服一匙，随访至今，未再复发。

【按】小儿为纯阳之体，伤于外邪以热性病证为多。本案患儿高热后癫痫发作，经排除颅内病变，为高热引起的癫痫发作。本案治病求本，化痰除湿后，余邪除尽则病未再复发。

案 2：脾虚气逆，痰阻窍道之痫证

患儿，男，9 岁，1984 年 6 月 18 日初诊。

患儿于 1 年前因惊吓而突然昏仆，不省人事，角弓反张，两目上视，口角右斜，四肢抽搐，约 2 分钟后自然缓解。某医院查脑电图示中度不正常，诊为癫痫，予鲁米那口服治疗。半年前因考试过劳又发作一次，症状同前，近 2 个月来发作频繁，7～10 天发作一次，每次 1～2 分钟。学习成绩下降，食欲欠佳，面色无华，睡眠多汗，大便干硬如羊矢，2～3 天一次，舌淡红，苔白，脉弦数。

【证型】脾虚气逆，痰阻窍道。

【治法】健脾理气，豁痰镇惊。

【方药】太子参 9g，石菖蒲 10g，云茯苓 10g，橘红 9g，胆南星 10g，清半夏 10g，青皮 10g，青果 6g，羌活 6g，天麻 5g，铁落花 20g，琥珀 1.5g（冲服），六神曲 6g，风化硝 6g，甘草 5g。7 剂，水煎服，并嘱其继服鲁米那。

二诊：服药间又发作一次，但抽搐程度较前减轻约 1 分钟，大便仍干，纳呆，夜寐尚可，舌脉同前。

【方药】上方石菖蒲改用 15g，加酒大黄 6g（后下）。7 剂，水煎服。

三诊：每日仍有 1～2 次发作，仅见四肢抖动，两目直视，须臾自止，纳增，大便正常。

【方药】上方太子参改为 15g，去酒大黄。20 剂，水煎服，嘱其鲁米那减 1/3 量。

四诊：药后未见抖动，纳可，二便正常，面色红润。

【方药】上方去风化硝。20 剂，水煎服，嘱其鲁米那减 1/2 量。

五诊：未见抽动，饮食、二便均正常。

【方药】太子参 20g，云茯苓 20g，橘红 20g，青果 15g，胆南星 20g，天麻 6g，六神曲 9g，枳壳 10g，石菖蒲 20g，川芎 6g，羌活 6g，琥珀 3g，朱砂 1.5g，沉香 3g。共为细末，每日 3 次，每次 4g，装胶囊吞服。嘱其服 1 年，并停西药。

1 年后追访，患儿未再发作，已恢复正常学习。

【按】李老认为小儿癫痫属于虚实相兼之证，抽搐的频繁发作更易耗伤人体正气，其治疗痫证不必墨守“急则治标，缓则治本”之原则，而应采用攻补兼施之法。发作期需祛痰镇惊，缓解期需扶正益气，可使患儿在治疗期体质得到改善，提高机体免疫力，起到预防癫痫发作的作用。本例初起受惊，“惊则气乱”，气机升降失常，痰随气逆，上蒙清窍而致痫，因而李老在祛痰镇惊、扶正健脾的同时加用理气之品，起到顺气豁痰之功。诚如朱丹溪所说："善治痰者，不治痰而治气。气顺，则一身之津液亦随气而顺矣。"

第四十四节　胡建华

一、简介

胡建华（1924—2006），男，字丕龄，号良本，自称六乐老人，浙江省鄞县人，上海市名中医，上海中医药大学教授，上海中医药大学附属龙华医院主任医师。先后师承享有盛誉的丁济万、程门雪、黄文东诸先生，擅长治疗神经精神系统疾病及内科杂病，发表有《熄风豁痰法治疗癫痫 317 例临床观察及药理实验》等论文。胡老治疗癫痫以平肝息风、镇惊豁痰、祛瘀为主。常用基本方：铁落 60g，丹参 15g，生南星 12g，菖蒲 9g，炙远志 4.5g，炙地龙 9g，白芍 15g。另用星蜈片（南星、蜈蚣）4～5 片，日服 2 次；或蝎蜈片（全蝎、蜈蚣）3 片，日服 2 次。

二、医案

案：气血亏虚，肝风内扰型之痫证

雍某，女，30 岁，1987 年 3 月 2 日初诊。

患者癫痫首次发作于 1984 年 2 月，以后每年大发作 1～2 次，近半年来趋于频繁，每逢经期必发，甚至一日发作数次。末次发作于当年 2 月 15 日，意识不清，肢体抽搐，两目上视，吐沫，约 5 分钟苏醒，醒后头痛呕吐。其经某医院检查脑电图显示痫性放电，曾先后服用苯妥英钠、鲁米那、卡马西平等西药。刻下症：面色苍白，神情憔悴，心悸，抑郁，困惫。舌质淡，苔薄腻，脉细柔。

【证型】气血亏虚，肝风扰动，冲任失调。

【治法】益气补血，平肝息风，调和冲任。

【方药】党参 15g，黄芪 15g，白芍 30g，熟地黄 12g，生铁落 60g，炙地龙 6g，炙僵蚕 9g，钩藤 15g，石韦 15g，生南星 15g，淡苁蓉 2g，砂仁 4.5g（后下），星蜈片 10 粒（分 2 次吞服）。14 剂，每日 1 剂，水煎服；仍继续服用鲁米那 0.03g，日服 3 次。

患者分别于1988年12月12日、1990年4月2日复诊，癫痫已两年半未发，健康情况良好，于春节结婚。煎药改为隔日1剂；星蜈片6粒，分2次吞服；鲁米那0.015g，日服2次。患者于1990年1月产下一男孩，母子均健。之后停服煎药，单服星蜈片及鲁米那，逐步减量。1992年4月来诊，患者癫痫已4年半未发，遂告停药。

【按】 本案的辨证点在于"每逢经期必发"，经期血室正开，阴血逐渐消耗；而排血排浊的过程属于功能，必须有阳气的推动，因此阳气也随之消耗。故而，经期女性处于气血亏损的状态。血虚则生风，益气补血，血海充盈后则肝风自息，病情平复。

第四十五节　刘弼臣

一、简介

刘弼臣（1925—2008），男，江苏扬州人，北京中医药大学东直门医院儿科研究室主任、教授，著名中医儿科专家、儿科教育家，享受国务院政府特殊津贴。从事中医临床、教学科研六十余载，具有高超的医疗技术，擅长儿科的疑难病症的诊治，享有"东方小儿王""中医儿科之父"的美誉。其将自身研制的"熄风制动颗粒冲剂"大胆地应用于癫痫患儿中，效如桴鼓。

二、医案

案1：导痰汤治疗痰痫

杜某，男，12岁，1961年2月23日初诊。

患儿幼时先天不足，营养不良，故体质薄弱，经常生病，半年来往往突然两眼直视，眩仆倒地，失去知觉，小便自遗，口吐痰沫，移时清醒，醒后如常，平时表情淡漠，不爱言语，20个以上的数字不能数清，但食纳极佳，痫每于大便干后而作，苔色薄白，脉象滑数。

【证型】 痰食壅结，上犯神明。

【治法】 豁痰导滞，佐以清热。

【方药】 导痰汤加减。

化橘红6g，清半夏6g，炒白术10g，炒白芍10g，枳实6g，陈胆南星6g，九节石菖蒲 5g（先煎），溏瓜蒌 10g，焦三仙各 30g。

二诊：自服药后半月来未见发痫，一般均属正常，苔脉如常，再宗上方稍事变通之，尚希节食为要。

【方药】化橘红 6g，清半夏 6g，炒白术 10g，炒白芍 10g，枳实 6g，陈胆南星 6g，九节石菖蒲 5g（先煎），姜竹茹 6g，焦三仙各 30g，黄芩 6g。

【按】脾主运化，一方面运化水谷精微，另一方面运化水湿，其运化的功能须靠脾阳推动。患者先天不足，后天营养不良，故脾肾阳虚。饮食失节，则会损耗过多的阳气，导致痰湿难以排出体外，不利于疾病向愈，故当以节食为要。

案 2：痰邪内蕴之痫证

李某，男，11 岁，1998 年 9 月 10 日初诊。

患儿于 1998 年 6 月在发热后十余天出现全身阵发性不自主抽动，每日十余次不等，在某医院做脑电图等检查诊断为癫痫。家长要求中医治疗，于 1998 年 9 月上旬来诊，曾多次服中西药效果欠佳。就诊时患儿面色萎黄，喉间痰多，舌淡，脉细滑。

【证型】正虚外感，邪痰结聚，郁于络脉。

【治法】补虚祛风，化痰镇痉。

【方药】天麻 6g，全蝎 4g，当归 15g，炙甘草 6g，郁金 5g，胆南星 6g，炒僵蚕 9g，法半夏 6g，党参 12g，菟丝子 12g。3 剂，水煎服。

进服 3 剂后，随症加青礞石 6g（先煎），川贝母 5g，茯苓 15g。共进汤剂 60 余剂，抽搐完全消失，抽动症状无复发。随后断续服药巩固 1 年，至今未复发。

【按】本案病机责之于脾肾亏虚，脑髓失养。脾肾功能失调，致人体脏腑功能失调，引发风与痰相互为患，故发为此病。病理性质属于本虚标实，本虚为脾肾亏虚，标实为风、痰，本虚标实相互影响、相互作用。故在治法上，重在固本培元以补益肾脾，兼顾祛痰、息风，以祛除留滞病邪，使邪去正复。

案 3：脾虚痰阻，肝风内动之痫证

吴某，男，17 岁，1992 年 4 月 3 日初诊。

患者有癫痫病史 11 年。6 岁时癫痫大发作一次，症见眼球上翻，四肢抽搐，口吐白沫。脑电图提示阵发性痫样放电、异常脑电地形图（右枕区局灶性改变），诊为癫痫。此后反复发作，间隔时间不等，曾服苯妥英钠，发作减轻，后又因情志因素大发作一次，双目凝视，全身抽搐，喉间有痰鸣音，发作时间 2 ~ 3 分钟，醒后自觉头昏。

刻下症：神清，纳差，睡眠欠佳，舌体胖，苔薄黄微腻，脉细滑。

【证型】脾虚痰阻，肝风内动。

【治法】健脾化痰，息风定痫。

【方药】石菖蒲 15g，郁金 10g，法半夏 6g，茯苓 10g，陈皮 10g，甘草 3g，竹茹 10g，炒枳实 6g，草河车 30g，钩藤 15g，炙远志 10g，川贝母 6g（另研冲服），明天麻 6g。15 剂，水煎服。

二诊：上方服 15 剂后，症状明显好转。

【方药】又守上方，继服 15 剂。

三诊：诉癫痫未发，偶有晚间右肩抽搐，舌红，苔根部黄腻，脉弦细。

【方药】上方加黄连 3g。15 剂，水煎服。

四诊：抽搐消失，但感心烦，好动，纳可，舌质红，苔薄，脉弦细。

【方药】上方加生地黄 10g，黄连 3g，栀子 6g。继服 7 剂。

为进一步巩固疗效，继服原方 1 个月。后随访 1 年，癫痫未再复发。

【按】患者脾胃虚弱，功能失司，脾失健运，水津失布，痰浊内生。本案治疗以健脾化痰加息风定痫之品，加陈皮、枳实行气通络，气顺痰清，脾胃运行正常则患者好转。

第四十六节　贺普仁

一、简介

贺普仁（1926—2015），男，字师牛，号空水，河北省涞水县人，首都医科大学附属北京中医医院主任医师、教授，第一批国家级非物质文化遗产项目针灸代表性传承人，首届国医大师。在临床工作中，他总结了毫针、放血、火针疗法的应用，在针灸治疗癫痫等病上均有显著疗效，创立了“贺氏针灸三通法”，对国内外针灸界产生了积极的影响。对于癫痫的治疗，其主张急性发作期治其标，全身性发作者以水沟、攒竹、合谷、内关为主穴，部分性发作者以百会、四神聪、颊车、承浆等为主穴，均用捻转泻法；间歇期标本兼治，以大椎、腰奇、肾俞为主穴，采用蟒针大椎穴与腰奇穴沿皮对刺并久留针的针刺方法，补虚泻实，并根据具体辨证配合刺络放血拔罐或火针。

二、医案

案 1：痰阻中焦之痫证

朱某，男，9 岁。

家属代述：患儿从 7 岁开始出现抽搐，发作频率每月 1～7 次不等，面黄，抽时忽然跌倒，不省人事，继则斜视，口吐白沫，约半小时后苏醒，醒后疲乏，精神不振，经过针灸治疗症状好转，已有 8 个月未犯。近 7 天又发现抽搐，记忆力减退，食纳减少，睡眠及二便均正常。望诊：面色淡黄，舌质淡红，苔白。切诊：脉滑数。

【证型】 痰阻中焦。

【治法】 蠲化痰饮，息风降逆。

【取穴】 四神聪、中脘、颊车、地仓、合谷、太冲。

操作：毫针点刺，不留针。

每周针 1～2 次。

十诊： 家属代述，从初诊到现在约 2 个月，始终未抽搐，精神好，唯记忆力仍较差。取穴百会、上星、中脘、合谷、太冲。刺法同前。

十六诊： 家属代述，从上次针后情况很好，一直未再发病，所以 2 个月未来诊治。但在一周前又连续 2 日抽搐，每日 1 次，约 10 分钟缓解，抽后四肢疲乏，精神欠佳，脉沉滑。此为阳气不足，不能化痰，取穴大椎、腰奇。刺法为大椎针尖向下刺，腰奇针尖向上刺，均刺入 3 寸半深。

其后前后共观察治疗半年，针治 9 次，随访 5 年，病情未犯。

【按】《黄帝内经》在不同篇章中散在记载了“凡刺之法，必先本于神”“凡刺之真，必先治神”“用针之要，无忘其神”等很多“针灸与脑神”联系的相关论述，强调了“针刺调神”理论是针灸发挥疗效的重要前提。本案取穴以四神聪、中脘、颊车、地仓、合谷、太冲为主，醒脑开窍、补益脾肾。

案 2：痰饮上犯之痫证

邵某，女，20 岁，1986 年 9 月因突发意识障碍，四肢抽搐就诊。因有食用未熟猪肉史，外院怀疑为脑囊虫病。化验脑囊虫血清试验阴性。检查脑电图结果不正常，诊断为癫痫，以抗癫痫药物及针灸治疗，疗效不佳。癫痫发作数日一次，每次发作症状表现较刻板，尤以经前经后及外感发热时为著。每逢月经前 1～2 天突发四肢抽搐，口吐白沫，神志意识丧失等，持续时间不定，短则数十分钟，长则数小时。每次发作停止后神志意识欠清，意识障碍可达 1 ~ 2 天方能完全清醒。胆怯，多梦，反应能力差，表情呆板，记忆力尚可，纳可，便调，月经大致正常。舌质淡，苔白，脉弦滑。

【证型】痰饮上犯。

【治法】蠲化痰饮，调理气机，通调经脉。

【取穴】四神聪、大椎、腰奇。

操作：毫针刺四神聪，行卧刺法，得气乃止。大椎、腰奇均以 4 寸毫针沿皮对刺，以平补平泻手法给予中等刺激量，每次留针 30 分钟，每周治疗 2 次。

针治 4 次后，患者诉精神好，癫痫未发作，其他症状大减，夜寝安和，梦减。

针治 10 次后，患者诉在治疗期间，癫痫仅发作 1 次，而且症状明显减轻，所有症状均在 2 分钟内消失。

依上法继续巩固治疗不变，每周 1 ~ 2 次。经 4 个月的治疗，症状无复发，疗效满意，临床痊愈。

【按】现代医学认为，癫痫为一组临床综合征，由脑部兴奋过高的神经元过量放电而引起阵发性大脑功能紊乱而致。该病可由多种原因引起，如脑囊虫病、脑肿瘤、全身代谢性疾病等，但最常见的为原发性癫痫。中医学则认为本病多由七情失调，大惊大恐造成气机逆乱，或由劳累过度造成脏腑失调，气机不畅，风阳内动，清窍受蒙所致。本案患者体内痰饮壅盛，故治疗重在蠲化痰饮，调理气机。

第四十七节　徐迪三

一、简介

徐迪三（1927—），男，江苏人，上海医科大学教授，硕士研究生导师。从事中医儿科临床医疗工作近 50 年，对小儿癫痫研究颇深，撰写论文 20 余篇。《中药治疗小儿癫痫》一文曾参加 1987 年于上海召开的中医药国际学术会议，并选入中英论文集中在国内外发表。曾任中华全国中医学会上海分会理事、儿科学会副主任等职。徐老认为癫痫的持续状态可以出现连续性的抽搐昏迷，发作不止者可以危及生命，小发作则并无抽搐昏迷的现象，局限性发作仅仅表现为局部的症状，腹型癫痫及头痛型癫痫则突出表现为胃肠道症状及头痛等。

二、医案

案 1：外风引动内风，痰浊蒙闭清窍之痫证

蒋某，女，7 岁，1976 年 5 月 12 日初诊。

患儿于 1975 年初，由呕吐多次后出现抽搐，昏倒于地，经医院诊治，做脑电图检查，诊断为腹型癫痫，用苯妥英钠、利尿宁等药物治疗将近 1 年。1976 年 5 月再次抽搐，昏倒于地，连续发作，多次经某医院治疗，得到控制。5 月 7 日阵发性抽搐复作，昏迷、小便失禁，再服苯妥英钠、氯氮卓、扑痫酮等均未见效。5 月 10 日突然高热伴咳嗽，体温高达 40℃（腋下），阵阵抽搐不止，神志不清，胸透见左上肺并发肺炎，因癫痫持续状态，病情危笃而转入我院。经扑痫酮等各种抗癫痫药物及抗生素治疗，病情仍未好转，因长期服用西药未能控制症状，即于 5 月 12 日加用中药，5 月 15 日改为中药治疗，停用西药。刻下症：患儿阵发性抽搐不止，神志昏迷，醒后则感觉软弱无力，嗜睡而经常处于半清醒状态，小便失禁，面色红润，四肢温暖。苔黄厚腻，舌质红，脉滑数小弦。

【证型】外风引动内风，痰浊蒙闭清窍。

【治法】祛风清热，平肝化痰。

【方药】玳瑁 9g，黄芩 9g，夏枯草 9g，珍珠母 30g，牡蛎 30g，白金丸 9g，地龙 9g，蜈蚣 9g，蝎尾 3 条。

羚羊角粉 0.1g，冲服，每日 3 次。

琥珀抱龙片，每次 2 片，每日 3 次。

患儿服上药 3 剂后，抽搐减少，续服 3 天后，抽搐已止，神志清醒，住院 1 周后出院。门诊随访，连续服药 5 年余，其中前 3 年每日服药不断，后 2 年采用隔日及每周 1 次的服药方法，其间未再出现抽搐昏迷，精神、智力发育正常，学习成绩良好。1983 年检查脑电图 1 次，未见痫样放电，已治愈。

【按】本案发病急、病势凶险，治疗以羚羊角粉、玳瑁、珍珠母、牡蛎等清热镇痉、平肝息风的矿物药，加地龙、蜈蚣、蝎尾搜风通络的虫类药，加黄芩、夏枯草清肝泻火，诸药齐下，醒神止痉。方中白金丸由白矾、郁金两味药组成，白矾能化顽痰，郁金开郁散结，合制为丸，则痰去窍开，神清病愈。

案 2：阴虚肝阳上亢之痫证

孙某，男，6 岁。

患儿于 1980 年 8 月开始出现阵发性头痛，痛势非常剧烈，头像裂开一样，以右侧太阳穴为甚，时发时止，服止痛药完全无效。2 个月后，疼痛更加厉害，每晚要发作多次，在床上翻滚呼痛不已，每次 15～30 分钟，十分痛苦。经某院脑电图检查，见到痫样放电。初诊时，患儿一般情况尚好，诉 3 个月来每日下午及晚上、半夜，多次出现阵发性的头痛，每次 15～30 分钟，疼痛剧烈，睡眠不宁，服药无效。舌剥、苔薄黄，脉细数。

【证型】阴虚有热，肝阳上亢。

【治法】育阴潜阳。

【方药】珍珠母 30g，牡蛎 30g，夏枯草 9g，磁石 30g，淡黄芩 9g，钩藤 9g，朱茯苓 9g，天麻 9g，麦冬 9g，玄参 9g，生地黄 9g。

开始时，疗效并不明显；经过 1 个月的治疗，发作次数减少，发作时间却反延长，每次延长到 1～2 小时；服药半年后症状得到控制，发作次数与发作时间均明显减少，每月发作一两次，每次数分钟即止，疼痛亦明显减轻；服药 3 年后，临床症状消失，1985 年复查脑电图，未见痫样放电，头痛已经痊愈。

【按】因肝阳上亢引起的头痛呈阵发性，疼痛程度非常剧烈，头痛如裂/劈，严重干扰了患者的生活和工作。本案治疗以麦冬、玄参、生地黄养阴生津，珍珠母、牡蛎、磁石平肝潜阳，夏枯草、淡黄芩、钩藤清肝泻火，加朱茯苓安神、天麻祛风通络，辨证施治，患者头痛明显缓解，癫痫发作减少。

案 3：痰热肝风之痫证

赵某，男，6 岁。

患儿于 1981 年 5 月 30 日首次出现抽搐，四肢抖动，乱舞，谵妄不安，神昏呓语，经我院（上海医科大学儿科医院）脑脊液检查，诊断为病毒性脑炎。此后又同样发作多次，至 1983 年初共发过七八次，8 月经我院神经科诊治，做脑电图见两半球有尖波和尖－慢波阵发，诊断为癫痫，应用西药抗癫痫药物，因疗效不显，而改用中药治疗。1983 年 9 月 3 日初诊时，诉 1 个月前出现过抽搐，上肢握拳抖动，牙关紧闭，神志不清，约 5 分钟后苏醒，醒后疲惫无力，只想睡觉。舌质红，苔薄白，脉滑数。

【证型】痰热肝风。

【治法】镇肝息风，清热化痰。

【方药】夏枯草6g，淡黄芩9g，陈胆星9g，磁石30g，钩藤9g，石菖蒲9g，白金丸9g，蜈蚣3条，蝎尾3条，地龙9g。

在应用中药的半个月中，患儿癫痫发作过1次，发作情况如前，此后未再出现。服药3年余，症状已控制，从未出现过抽搐昏迷。1985年做脑电图，仍见两半球有较多θ波及一些尖波并以左侧顶－枕部偏多。继续服药，至1986年3月脑电图随访结果，与1985年脑电图相比，痫样放电已明显减少。

【按】风善动而不居，本案患者动风与热象明显，当清热化痰、息风止痉。癫痫往往病程较长，病因难去，故治疗时间常常较长，服药亦较麻烦，常有后下、制丸等特殊要求。故治疗要有信心，有耐心，医生也要向患者解释清楚。

案4：气虚肾亏，痰浊生风之痫证

陈某，女，6岁，1986年2月17日初诊。

患儿于1983年4月出现第一次发作，先有害怕感觉，继而大声尖叫，扑向父母怀中，20～30秒后平复，惊叫之后随即出现尿失禁，每次如此，一日数发，或数日一发，持续一个多月。1984年4月患儿再次出现上述症状，连续发作2个月左右。1985年起发作次数频繁，每日5～6次，甚至30余次。经市某医院神经科诊治，脑电图检查见到异样放电，两半球见到较多尖波。服抗癫痫西药无效。刻下症：患儿神清，活动如常，在门诊诊治中当场发作，症状同前，惊叫后并无疲惫想睡的感觉，精神正常，面色㿠白，舌质正常，舌苔薄白，脉濡数。

【证型】气虚肾亏，痰浊生风。

【治法】益气补肾，祛风化痰。

【方药】炙黄芪9g，党参9g，姜半夏9g，陈皮4.5g，制南星9g，白金丸9g，金樱子15g，覆盆子9g，菟丝子9g，蚕茧10g，钩藤9g，蜈蚣9g，地龙9g。

服10剂药，10天中曾有3次发作。连续服药半年后，症状逐渐控制。近来发作次数已减少至两三周1次，发作时仅有呼叫而无尿失禁出现，面色红润，体重明显增加。

【按】《素问·阴阳应象大论》曰“在脏为肾……在志为恐”。小儿神气怯弱，在外界刺激下表现的惊恐情绪与肾藏精功能有关。在生理条件下，精气充沛，脏腑经络功能正常，精神内守，则志和无恐。而在病理条件下，肾藏精不足，精亏神少，则志乱恐生。惊则气乱、恐则气下，气机逆乱，则神无所归，故治疗当补肾，肾精充，志则和，恐惧无以内生，神明得以自复。

案 5：气血不和，血瘀生风之痫证

李某，男，7 岁。

患儿 1985 年 4 月玩耍时从车上摔下，后头部着地，出现过血肿。自 5 月中旬开始，患儿出现下嘴唇抖动，每次约数秒钟，每日数次至十余次，发作时神志完全清醒。经脑电图检查，提示痫性活动，左颞病灶可能，服苯巴比妥从未间断过。1986 年 2 月初再度发作，仍数秒钟即止，因服苯巴比妥无效而改用中药治疗。初诊时，患儿精神如常，诉近来下唇抖动，每天发作多次，面色萎黄，舌质正常，舌苔薄白，脉滑。

【证型】气血不和，血瘀生风。

【治法】益气和营，祛风平肝。

【方药】党参 9g，茯苓 9g，胆星 9g，地龙 9g，蜈蚣 9g，白金丸 9g，珍珠母 30g，牡蛎 30g，淡黄芩 9g，夏枯草 9g。

自服中药以后，患儿下唇抖动未复发，症状已经控制。

【按】《素问·调经论》云，“血气不和，百病乃变化而生”。本案治疗益气和营，既非重在祛邪，也非重在扶正，而是重在调和，通过和解、调和的手段，使人体之气与血在功能运转上达到和谐。气血调和，则运行无阻，通达全身，脏腑得养。

第四十八节　周仲瑛

一、简介

周仲瑛（1928—2023），男，江苏如东人，南京中医药大学教授、主任医师、博士研究生导师、国医大师。曾任中国中医科学院学术委员、江苏省中医学会终身名誉会长、南京中医药大学终身教授等职。主编或编著《中医内科急症学》《中医病机辨证学》等多部著作。主持国家级、部级、省级课题 30 多项，取得研究成果 24 项，获科技进步奖 22 项。周老认为癫痫主要责之于风、火、痰、瘀、虚等病理因素，其中尤以风痰作祟最为关键，“风痰内闭，神机失用”是癫痫的核心病机。即使是癫痫休止期，虽然症状不显著，但是“风痰内闭”的宿根仍然存在。

二、医案

案 1：风痰内闭之痫证

患者，女，20 岁，1979 年 3 月 4 日初诊。

患者 1 余年来反复发作昏厥抽搐，多发于黎明之时，发时突然昏仆，伴有肢体抽搐，口吐白沫，咬破舌肌等症，发后昏睡，醒如常人。多家医院诊断为癫痫，但服苯妥英钠等抗癫痫药不能控制。平素常苦头昏脚痛，口干喜饮，纳可，二便正常。舌苔薄，舌质红，脉细弦兼数。

【证型】风痰内闭，心肝火盛，肝肾阴伤。

【治法】化痰息风，清心平肝，滋养肝肾。

【方药】钩藤 15g，紫贝齿 30g（先煎），蝉蜕 5g，僵蚕 10g，胆南星 5g，生地黄 15g，白芍 12g，炒黄芩 10g，阿胶 10g（烊冲），丹参 12g。7 剂，常法煎服。

另：定痫丸，每次 5g，每日 2 次，口服。

3 月 16 日二诊：药后昏厥抽搐发作减少，仅于 3 月 10 日卧时发作一次，自觉心慌，内热，舌苔薄，舌质偏红，脉细滑。药已中的，原意再进，佐清虚火。

【方药】原方加白薇 12g，7 剂。继续口服定痫丸，每次 5g，每日 2 次。

其后患者未再来复诊。2000 年 11 月 2 日，因介绍其他患癫痫病亲友前来求诊，其家属将以前所诊病历带来，转诉服上药后至今 20 余年癫痫未发作。

【按】肝风内动属阴虚血亏者，其阴血既亏，则筋脉失其荣养；因筋脉拘挛，伸缩不能自如，发为抽搐。本案治以化痰平肝加滋阴息风，用阿胶滋阴血、息风阳，以养血滋阴；生地黄、白芍酸甘化阴，柔肝息风；钩藤、紫贝齿平肝潜阳息风；蝉蜕、僵蚕舒筋通络；配有黄芩、丹参、胆南星，兼有清热化痰、清心安神之功。

案 2：祛风化痰法治疗痫证

患者，男，14 岁，2008 年 4 月 12 日初诊。

癫痫 2 年，查见脑电图异常，发无定时，旬前发作频多，曾见日发 7 次，每次 70～80 秒，多作于夜寐之时，抽搐，啼叫有声，咬牙吐沫，近周发作 2 次，发后精神萎靡，头昏，食纳不馨，大便溏烂，日 2～3 次，面黄欠华，舌苔淡，黄薄腻，质暗，脉细弦滑。

【证型】风痰内闭，土不栽木，瘀阻清空。

【治法】祛风化痰，培土栽木，化瘀通络。

【方药】天麻10g，白蒺藜10g，钩藤15g（后下），炙全蝎5g，广地龙10g，炙僵蚕10g，制南星10g，法半夏10g，炙远志5g，川芎10g，郁金10g，丹参10g，党参10g，炒白术10g，生黄芪15g，石菖蒲10g。

药服2周，癫痫未作，此后守法守方，随症加减，预防复发，服药观察，至今3年。

【按】本例辨证重在风痰瘀，治在肝脾心。既用天麻、钩藤、白蒺藜、全蝎、地龙以平肝息风，祛风和络，并用僵蚕、南星、半夏、远志以祛风痰；郁金、丹参、川芎化瘀通络，开窍宁心；根据症情，究其痰源，在于脾虚，气不化湿而生痰，痰蒙心神，故用党参、白术、黄芪补脾以杜痰源，养心以畅神机；而补气化痰尤为取效之关键，配菖蒲一味，上行头颠，化痰开窍，醒脑苏神。

第四十九节　郭维一

一、简介

郭维一（1930—2000），男，陕西榆林神木县人，陕西省榆林地区中医医院主任医师。擅长内科杂病的治疗，尤对中医脑病、肾病及肝胆病颇有研究。潜心临床工作四十余载，治学严谨，学验俱丰。发表有较高学术水平论文30余篇。部分经验、验方等被《神木县志》《陕西省名老中医经验荟萃》《中国高级医师咨询辞典》《中国当代中医名人志》《中国当代名中医验方秘方荟萃》等收录。

二、医案

案1：温胆汤加味治痰痫

薛某，女，32岁，农民，1980年5月13日初诊。

该患者于1973年6月某日端锅做饭时，突然眼前发黑昏倒在地，不省人事，两目直视，口噤牙咬，嚼破舌头，频吐涎沫，呼之不应，数分钟后苏醒，只觉异常倦怠。当地医院诊为癫痫，曾服西药苯妥英钠等和安神镇静之中药，病不减轻，发作如故。初始为数月一发，继则一月数发，甚则一日二发。诊见舌质淡，苔白厚，根部微腻，脉象弦滑。

【证型】厥阴风木内动，夹痰火上扰神明，迷闷孔窍。

【治法】清热涤痰，息风开窍。

【方药】温胆汤加味。

竹茹15g，枳实10g，陈皮10g，半夏10g，茯苓10g，甘草3g，泽泻30g，焦白术10g，郁金8g，石菖蒲10g，菊花10g，钩藤10g，木香5g，胆南星8g，青黛5g（冲服）。水煎服，每日1剂，日服2次，每次加服礞石滚痰丸1丸。

5月25日二诊：服药10剂，其间发作1次，病情较前减轻一半，瞬间即醒，痰液减少，舌苔转白薄，脉弦濡。显然法切病机，药中病所，效不更方。

【方药】守原法，继服10剂，丸药停用。

7月13日三诊：药后病未发作，询知我去外地讲学未归，遂照原方2次配服20剂，至今癫痫未发作。药中病应止，根据脉证的变化以温补心脾，疏肝理气，图本善其后。

2年后追访，患者癫痫一直未复发。

【按】肝属刚脏，性喜条达而忌抑郁，胆喜宁静而恶烦扰。《备急千金要方》云："胆腑者，主肝也。肝合气于胆，胆者中清之腑也"，可见肝胆在生理上是相互沟通的。由于肝胆之气具有生、升的特点，以舒畅条达为平，古人将肝胆之气比作春气之温和，温则胆气乃能条达。若痰热邪气客于肝胆，则肝胆失其温和则发病。欲复其性，必先去其痰热，痰热去则胆气自和而温。故以温胆汤化痰清热，和肝胆，除虚烦，定惊悸。

案2：四君子汤合温胆汤加味治痰痫

乔某，男，2岁，神木县高家堡人，1984年5月16日初诊。

其母代诉：患儿出生半月后，突然出现两手足轻微抽搐，双目上视，嘴唇颤动，不会吮乳，1～2分钟症状消失。曾服脐风散、祛风保婴丹无效，满月后病情日益严重，先是数日一发，每次几分或十几分钟不等，后来一日数发，大发作时神志不清，四肢抽搐，口吐白沫，双眼直视，时有嚼破舌头，或二便失禁，此间更医十余人，曾用苯妥英钠、钙糖片、安宫牛黄丸、涤痰汤加味以及针灸等多法治疗，寸功未得。1984年5月15日专程赴馁德地区某医院检查，脑电图提示诊为癫痫。翌日返家途中邀余诊治。症状同上，舌质淡红，苔薄白略黄，指纹青紫。

【证型】 脾虚痰凝。

【治法】 健脾益气，清化痰热，息风止痉。

【方药】 四君子汤合温胆汤加味。

党参 6g，焦白术 4g，茯苓 3g，竹茹 3g，半夏 3g，枳壳 2g，陈皮 2g，石菖蒲 2g，天南星 2g，天竺黄 2g，川贝母 2g，白矾 1g，甘草 1g，生地黄 5g，钩藤 4g（后下），蜈蚣半条，竹沥 4 片（研面冲服）。配药 5 剂，回家试服，水煎，日 1 剂。服后有效，可继服 5 剂。

9 月 7 日患儿家长来信述：服药 5 剂病情控制，又服 5 剂病愈，此后再未用药，病亦未犯。

1992 年春复查脑电图：正常脑电图。患儿已 10 岁，在上小学三年级，思想活跃，反应敏捷，学习尚可，一切如常儿。

【按】 小儿痫证常由风痰热瘀互结脑络所致，郭师用四君子汤益气健脾以杜绝生痰之源；温胆汤加天竺黄、天南星、贝母、竹沥化痰清热，石菖蒲、白矾开窍醒脑，钩藤、蜈蚣祛风通络，生地黄养阴。全方合奏健脾益气、清化热痰、息风止痉之功，可谓标本同治，获效颇佳。

第五十节　余瀛鳌

一、简介

余瀛鳌（1933—2023），男，江苏阜宁人，教授，国医大师，国家级名老中医，中国中医科学院中国医史文献研究所研究员，中医临床文献学家。曾任中医文献研究室主任，中国医史文献研究所副所长、所长等职。临床精于中医内科，尤长于治疗癫痫等疑难杂病。主编《中医大辞典》等多种医籍，发表学术论文近 200 篇。余老认为癫痫病位主要在于脑、肝、脾，病机为脾虚酿痰，肝气郁结或肝阳上亢，夹痰上冲脑窍，脑络瘀阻，神机失用；病性实证多于虚证，热证多于寒证；病理要素以痰、瘀为主，并自拟通治方“癫痫促效方”予以加减施治。方剂组成：牡蛎 30g（先煎），龙齿 24g（先煎），白矾 2. 5g（先煎），郁金 10g，苦杏仁 10g，桃仁 10g，胆南星 6g，法半夏 6g，丹参 15g，鸡血藤 15g。

二、医案

案 1：癫痫促效方加减治疗痰痫

患者，男，15 岁，2013 年 7 月 24 日初诊。

主诉：癫痫频繁发作半年余。

患者无癫痫病家族史。患者 12 岁时头部受伤后引发癫痫，服用西药（未详）控制而未发。2013 年年初再次发作，西药治疗无效，北京某医院检查脑电图：右额慢波。诊断：部分性癫痫。实验室检查示肝肾功能不全。B 超：右肝损伤。丙氨酸氨基转移酶氨酶（GPT）117U/L，天冬氨酸氨基转移酶（ALT）59U/L。近半年来，最多一次中午曾发作 3 次。大发作时周身抽搐，牙关紧闭，咳吐白沫，尤其在刚睡醒时易发作，发作停止后头痛剧烈，神志半昏迷，发作约 2 分钟。嘱其停用西药。刻下症：脉沉弦，舌苔薄微腻。

【证型】肝阳上亢，痰浊中阻。

【治法】潜镇止痫，通络化痰。

【方药】癫痫促效方加减。

生牡蛎 30g（先煎），生龙齿 24g（先煎），白矾 2.5g（先煎），郁金 10g，杏仁 10g，桃仁 10g，鸡血藤 15g，丹参 15g，赤芍 10g，生白芍 10g，竹茹 10，胆南星 6g，僵蚕 6g，柴胡 10g，当归 10g。24 剂，水煎服。

8 月 14 日二诊：服药后癫痫大发作仅 1 次，发作前眼前发花，此次发作后意识恢复明显较以前加快。

【方药】上方去赤芍、生白芍，加远志 10g，石菖蒲 10g，鸡骨草 30g，琥珀粉 1.5g（分冲）。24 剂，水煎服。

以上方加减服用至 2014 年 1 月 22 日，其间未有大发作，小发作次数亦明显控制，5 个月内仅发作 3 次。现发作时仅有眼前发花，持续 1.5 分钟左右，且意识清楚，发作后头痛缓解或伴有头晕。GPT 71U/L，ALT 正常，肝功能亦已有部分恢复。上方加秦艽 10g，白芷 10g 兼治头痛头晕，改汤为丸，嘱其坚持服药半年以上，以资巩固。

【按】中医诊病治病重在“四诊”，即通过“望、闻、问、切”了解病情。现代医学的发展，实验室检查的手段可作为“四诊”的拓展和延伸。实验室检查表明患者“肝肾功能不全”，盖因痰浊阻滞于中，土塞木郁，肝气不疏，气血失畅，化生内热，终致气、热、痰互结而发本病。治疗以清热化痰、平肝潜阳、息风通络后，实验室检查亦显示肝功能好转。

案 2：癫痫促效方加减治疗痰热痫

黄某，男，16 岁，2009 年 9 月 23 日初诊。

9 岁时确诊癫痫，无外伤史。经四处求诊无效，特来我处。现基本两天发作一次，发作时神昏，摔跌，甚至突然仆倒，昏不知人，口吐涎沫，声如羊叫。舌尖红，苔黄腻，脉滑弦。

【证型】痰热内蕴，肝风上扰。

【治法】潜镇止痫，清热化痰。

【方药】生牡蛎 30g（先煎），生龙齿 24g（先煎），白矾 2.5g（先煎），郁金、柏子仁、川黄连、桃仁、杏仁、远志、竹茹各 10g，胆南星、陈皮、姜半夏各 6g，鸡血藤 15g。每日 1 剂，浓煎分服，共 18 剂，每服 6 剂休息 1 天。

10 月 14 日二诊：上药进服 3 天时发作一次，后再发作 2 次，有痰。苔厚腻，脉滑，弦象不著。

【治法】潜镇止痫，化痰通络。

【方药】生龙齿 30g（先煎），珍珠母 24g（先煎），白矾 2.5g（先煎），鸡血藤、川芎各 15g，地龙 12g，郁金、远志、竹茹、桃仁、杏仁各 10g，琥珀末 1.2g（分冲），胆南星、僵蚕、姜半夏各 6g。每日 1 剂，浓煎分服，共 24 剂，每服 6 剂休息 1 天。

11 月 11 日三诊：上药服用后至今未见发作，痰证亦不显著。

【治法】潜镇止痫，健脾化痰。

【方药】生牡蛎 30g（先煎），白矾 2.5g（先煎），郁金、竹茹、桃仁、杏仁各 10g，丹参 15g，薏苡仁 20g，胆南星、姜半夏各 6g。每日 1 剂，浓煎分服，共 24 剂，每服 6 剂休息 1 天。

【按】癫痫促效方乃首都国医名师余瀛鳌经验方，来源于古方白金丸加味。白金丸最早见于宋代许叔微的《普济本事方》，书中白矾三两，川郁金七两。余师善用郁金、白矾去其火气而增强治效。

案 3：癫痫促效方加减治疗痰瘀痫

张某，男，18 岁，2008 年 12 月 3 日初诊。

2008 初头部外伤骨折住院，出院后右侧偶有头痛隐隐，约半年后出现阵发性昏仆，醒后如常人，仍能从事体力劳动，未予介意。近月来昏仆发作频频，夜寐不安，易于惊醒，骨折处有轻度压痛。舌质紫暗，舌尖红，苔黄微腻，脉弦涩。

【证型】痰瘀内阻，肝风上扰。

【治法】潜镇止痫，活血通络，宁神止痛。

【方药】生牡蛎30g（先煎），珍珠母24g（先煎），白矾2.5g（先煎），郁金、远志、桃仁、杏仁各10g，胆南星、陈皮各6g，丹参15g，夜交藤、赤芍、杭白芍各12g，橘红5g。每日1剂，浓煎分服，共18剂，每服6剂休息1天。

12**月**24**日二诊：**眩晕减轻，头痛消失，昏仆未发作，夜能安寐，舌苔薄黄，脉小弦。

【治法】活血通络，潜镇止痫。

【方药】生牡蛎30g（先煎），生龙齿24g（先煎），白矾2.5g（先煎），丹参15g，青皮、陈皮各4g，川芎、郁金、桃仁、杏仁、赤芍、白芍、丝瓜络、竹茹各10g，胆南星6g。每日1剂，浓煎分服，共24剂，每服6剂休息1天。

【按】余瀛鳌认为，因方中金石之药较多，不宜在体内久留，故有时需加入少量大黄3～6g以导泻浊毒。如在急性期，癫痫发作频繁，则宜暂用汤剂控制，另加琥珀末1～3g分冲，可增强疗效。如在间歇期，则采用丸剂或散剂，并且要求患者在病情稳定后再坚持服用3～6个月。

案4：肝脾失和，痰瘀阻络之痫证

患者，男，39岁，2012年3月15日初诊。

主诉：癫痫反复发作1年，加重2个月。

患者无癫痫家族史，因感冒静脉滴注时受刺激后患病，平均每3～4个月发作一次。近2个月，每半个月即发作1次，每次发作昏厥5～10分钟，喉中痰鸣明显。平素睡眠较差，入睡困难，怕冷，血压110/90mmHg，大便正常，脉微数，有弦意，舌苔厚边有齿痕，咽中有痰。

【证型】肝脾失和，痰瘀阻络。

【治法】潜镇止痫，化痰通络，醒窍宁神。

【方药】生牡蛎30g（先煎），生龙齿24g（先煎），生白矾2.5g（先煎），郁金10g，桃仁10g，杏仁10g，竹茹10g，胆南星6g，制半夏6g，丹参18g，赤芍10g，远志10g，石菖蒲10g，炒酸枣仁20g。24剂，水煎服。

2013年8月7日二诊：服药期间患者病情平稳，发作次数明显逐渐减少，仅在2013年3月发作一次，痰较前减少。

【方药】继予原方。

10月15日三诊：近期无发作，偶尔有痰，痰已不多，食纳、大便均可，白天尿频，但不起夜，眠易打鼾，饮水正常，较易口腔溃疡，脉势微滑，苔微腻。治宗前法，加强化痰。

【方药】以前方去赤芍、远志、石菖蒲，加僵蚕6g，黛蛤散6g（包煎），苍术10g，生薏苡仁20g。24剂，水煎服。

2014年1月15日四诊：前次药白矾未先煎，混入其他药中一起煮45分钟，服后身大热烦躁，欲脱衣站立户外，过时则缓，癫痫症状未再发作。腑行或干，前半夜约睡5小时，仍有因欠觉而头晕，膝微痛。右脉微滑，苔薄腻，舌尖红。

【治法】潜镇止痫，化痰通络。

【方药】生牡蛎30g（先煎），生龙齿24g（先煎），生白矾2.5g（先煎），郁金10g，桃仁10g，杏仁10g，竹茹10g，胆南星6g，陈皮6g，制半夏6g，丹参18g，川贝母6g，浙贝母6g，炒酸枣仁20g，火麻仁20g，远志10g。24剂，水煎服。

4月16日五诊：近一年来未发作，大便时干时稀，排便不爽，纳食可，眠或欠宁，右腿膝关节登楼时疼痛，偶有痰涎，或有头晕，偶觉心烦易怒，右脉沉滑，苔腻已减。治宗前法。

【方药】前方去川贝母、浙贝母、远志、火麻仁，加炒白术10g，山药20g。24剂，水煎服，继续巩固治疗。

【按】癫痫属中医“痫证”范畴，属发作性神志异常重症。余老认为其发病主要与脑、肝、脾有关，病机为脾虚酿痰，肝气郁积而化阳上亢，夹痰上冲脑窍，脑络瘀阻，神机失用；病性实证多于虚证，虚实夹杂者亦每有实多于虚；热证多于寒证，寒热错杂者亦存在热多于寒。病理要素以痰、瘀为主。针对如上病机，余老认为，临床中可暂不分缓急标本，概以调理肝脾为主，针对主要病理要素，直捣病邪巢穴，祛邪方能安正。治疗原则当遵泻实补虚，泻多于补；调和阴阳，潜多于滋。因此拟定潜镇止痫、化痰通络为主治法。此外，余老对原发性癫痫注重开窍、醒神、宁心，对继发性癫痫注重针对病因治疗。方中白矾能化顽痰，郁金开郁散结，二药相伍，则痰去窍开，神清病愈。此外，余老认为，白金丸药物用量比例是有讲究的，他认为郁金和白矾比例宜按4∶1更合适。同时，他强调白矾要先煎，这样可以去其火气而增强治效。

生牡蛎平肝潜阳、重镇宁神，生龙齿镇惊安神、宁心潜阳；杏仁降气化痰，半夏燥湿化痰，竹茹、胆南星清火化痰镇惊，抗惊厥，兼治头风；桃仁、丹参、鸡血藤活血通络化瘀。随症加减之黛蛤散亦有清肝化痰散结之效。治疗癫痫所用之药中，金石类药颇多，以取其重镇平肝、潜阳止痫之效。但此类药物副作用亦较严重，治疗时要注意药量，也要注意佐以其他药物以抑制其副作用。本例中记载了白矾未先煎导致服后全身大热烦躁，是一个重要的警示，不可不知。

第五十一节　张舜华

一、简介

张舜华（1935—），女，安徽歙县人。第三批国家级非物质文化遗产项目中医诊法（张一帖内科疗法）代表性传承人，安徽省芜湖市皖南医学院附属弋矶山医院退休医生，荣获安徽省道德模范称号，丈夫为国医大师李济仁先生。其从事中医临床四十余载，擅长医治风湿、癫狂等疑难杂症，主要著作有《张舜华临证医案传真》。

二、医案

案1：阳痫汤治疗阳痫证

吴某，男，18岁。

患者幼年即有癫痫发作史。近几年来病情加重，每6～7日大作一次，甚则昼夜发病1～2次。发病前有头痛幻视，继则突然昏倒，不省人事，惊叫如羊吼，抽搐吐沫，目睛上视，牙关噤急，常咬破唇舌。持续约3～5分钟后，渐醒如常人，仅感倦怠无力。发病来一直服西药苯妥英钠，但仍时有发作。平素性情急躁，心烦失眠，口苦咽干，便秘。舌质红，苔薄黄，脉弦略滑。

【证型】阳痫。

【治法】镇肝息风，清热化痰。

【方药】阳痫汤加减。

石决明30g（先煎），代赭石30g（先煎），青礞石30g（先煎），石菖蒲20g，制远志20g，夜交藤30g，广郁金15g，干地龙15g，天麻10g，钩藤10g（后下），生大黄

15g，紫丹参20g，全蝎6g。水煎服，每日1剂。

二诊：药进15剂，诸症大减，服药期间仅发作一次，时感口苦、咽干。

【方药】守上方加龙胆10g，柴胡10g，以增泻肝之力。

三诊：上方再进15剂后，未见病发。停汤剂，续服验方“加减止痫丹”早、晚各服3g。

服药后2个月未发病，同时苯妥英钠逐渐减量至停服，间服“加减止痫丹”，一年未发病。停药观察，随访10年，一切正常。

【按】本案乃国家级非遗“张一帖世医”传承人张舜华先生治疗癫痫验案。张老治疗痫证，先分阴阳——阳痫多呈大发作，成年人居多，急则治标，治以镇肝息风、清热化痰，常用自拟“阳痫汤”治疗。症状缓解，发病次数减少后，继服验方“加减止痫丹”（药物组成：广郁金15g，胆南星15g，清半夏15g，血竭15g，全蝎15g，蜈蚣15g，朱砂5g，天竺黄15g，琥珀8g）。

案2：涤痰开窍饮加减治疗阴痫证

杨某，11岁，儿时因高热复受惊吓后，6岁始发病。常在昼间一时性失神，持物落地而不知，约1分钟后即如常人。平素胆小易惊，烦躁不安，夜眠易惊醒，不欲饮食，大便偏稀。用西药治疗1年后，唇周汗毛加重似小胡须，遂来先生处就诊。诊脉细弦，舌淡红，少苔，面色不华，神志正常。

【证型】阴痫。

【治法】健脾益气化痰。

【方药】涤痰开窍饮加减。

珍珠母15g（先煎），石菖蒲10g，制远志10g，煅龙骨15g（先煎），煅牡蛎15g（先煎），明天麻8g，钩藤10g（后下），白僵蚕10g，白芍10g，制南星10g，琥珀5g（研吞），广郁金10g，夜交藤15g，紫丹参10g，炒白术10g，鸡内金10g。

进药10剂，仅发病1次，发作轻微。续服1剂，未再发病。停汤剂，服“愈痫丸”，每次2g，早、晚各1次，连服1个月后病未发，并逐渐减服西药后唇周汗毛退。后又予六君子汤加菖蒲、远志及甘麦大枣汤研末，炼蜜为丸，每丸3g，早、晚各服1丸，以健脾宣窍、养心安神，巩固疗效。连服3个月未再发病。停药观察半年，一切正常。

【按】阴痫多呈小发作，少年患者居多，治以化痰开窍、安神定惊，常用“涤痰开窍饮”加减。待发病次数、症状缓解后，继服“愈痫丸”（药物组成：全蝎、白僵蚕、紫丹参、广郁金、蜈蚣、石菖蒲）。

第五十二节　邵念方

一、简介

邵念方（1937—），男，河南濮阳人，山东中医药大学附属医院主任医师、教授、中医内科专家。曾任山东省学位委员会委员，享受国务院政府特殊津贴。2006 年被全国中医界多名院士联合推荐为“中国现代百名中医临床家”。著有《中医诊治心脑病证》等 7 部著作，发表《论中风病腑证》等论文 40 余篇，主持省科委、教委多项重大课题研究工作。

二、医案

案：肝肾阴虚，痰火上扰之痫证

李某，男，6 岁，2004 年 4 月 23 日初诊。

由惊吓引起痫证发作半年，发作则四肢抽搐，牙关紧闭，两目上翻，神志不清，历 1 ~ 2 分钟苏醒，醒后若常人，日发 7 ~ 8 次。饮食、二便、睡眠正常。查脑电图异常。既往无他病。舌质红，苔薄黄，脉弦滑。

【证型】肝肾阴虚，痰火上扰。

【治法】滋阴化痰，降火息风。

【方药】生地黄 15g，山药 10g，山萸肉 6g，牡丹皮 10g，茯苓 15g，炒酸枣仁 15g，紫石英 15g，磁石 15g，生龙骨 15g，生牡蛎 15g，天麻 12g，胆南星 6g，法半夏 6g，川黄连 6g，郁金 6g，焦三仙各 6g。水煎服，日 1 剂。

5 月 14 日二诊：服药 10 剂，痫证未发作，余无所苦，舌质淡红，苔白，脉象缓和。

【方药】上方紫石英改为 6g，胆南星改为 3g，法半夏改为 3g，加远志 3g。水煎服，日 1 剂。

6 月 16 日三诊：服 15 剂，至今未发作。舌脉正常。

【方药】上方5剂，共为细末，水泛为丸，如绿豆大，每服5g，日3次，以巩固疗效。

半年后随访，患者健康无恙。

【按】肾为先天之本，脾为后天之本，后天与先天是相互资助、相互促进的。本案治疗在滋阴降火的同时加焦三仙（焦麦芽、焦山楂、焦神曲）健脾和胃，补肾以固先天之本的同时不忘健脾以固后天之本，先后天协同作用，机体始能健旺。

第五十三节　王永炎

一、简介

王永炎（1938—），男，汉族，天津人，中央文史研究馆馆员，中国工程院院士，中国中医科学院名誉院长。从事中医内科医疗、科学研究、教育30余年，主要研究方向为中风病与脑病的研究。王老依据癫痫的病因病机及其演变规律，抓住其不同发展阶段的不同矛盾，依据中医理法方药基本理论，提出辨证论治方案，有理有据，辨证与辨病相结合，中药传统理论和中药现代药理研究成果相结合，取得了很好的疗效。

二、医案

案：行气化痰法治疗痫证

王某，女，29岁。

患者有癫痫病史10余年，每次均呈典型全身性强直阵挛性发作，持续5～15分钟，间歇时间长短不等，最短半个月，最长2个月，曾在某医院诊为“原发性癫痫”。曾2次发作倒地而致头部外伤，CT未显示异常，长期服用苯巴比妥、苯妥英钠类药物。刻下症：发热恶寒，头痛身重，气短乏力，胸闷呕恶，渴不欲饮，口中黏腻，多息善虑，失眠多梦，腰膝酸软，小便黄，大便不爽，舌暗红，苔黄腻，脉浮滑。

【证型】暑热内蕴，气机不畅。

【治法】清暑解表，宣畅气机。

【方药】藿朴夏苓汤加减。

藿香、半夏、杏仁、赤苓、白蔻仁、枳壳、陈皮各10g，厚朴、佩兰、竹茹、炙甘草各6g，薏苡仁12g。10剂，水煎服。

二诊：服药后，头痛、寒热已去，身重胸闷，二便趋于正常，偶感右头部隐痛，眩晕时作，口中涎多，舌暗红，苔黄腻，脉弦滑。

【治法】涤痰开窍，行气活血。

【方药】蒌星汤加减。

瓜蒌、灵磁石、丹参各30g，焦三仙、菖蒲、半夏、赤白芍、桔梗、黄芩、远志各10g，片姜黄、川芎各6g，制南星12g。10剂，水煎服。

三诊：患者服上方10剂后，口中痰涎、头晕头痛、呕恶、胸闷等症均缓解，方中灵磁石一味，取其镇惊安神之功，同时结合现代药理研究，其主要成分四氧化三铁，有降低血液中铁离子浓度的作用，以减少与脑组织的碰撞，从而达到抑制癫痫之目的，再予原方10剂。

四诊：患者服上方2周后，头晕胸闷基本消失，口中涎沫渐无，精神转佳，仍有饮食不佳，气短乏力，心悸失眠多梦，偶有健忘、腰膝酸软之症，小便正常，大便略溏，舌质偏淡，苔薄白稍腻，脉细滑。

【治法】养心安神，健脾益气。

【方药】香砂六君子汤加减。

党参、黄芪各15g，刀豆子、木香、远志、白扁豆、白术、当归、白芍、焦三仙各10g，砂仁、茯苓、陈皮各6g，灵磁石20g。10剂，水煎服。

五诊：服上方后，食欲转佳，夜梦减少。

【方药】上方减灵磁石为10g，去刀豆子、木香、远志，加黄芪、郁金各10g，制丸长期服。追访半年余未见复发。

【按】癫痫一病，多以脏腑受损、内积伏痰为主要病理基础，内外因素合致气机逆乱，引动伏痰，风阳上扰，发而为病。癫痫为顽疾，“百病皆由痰作祟”，王院士在治疗的过程中以治痰为主。根据舌脉，患者乃感遇暑湿之邪。暑湿重浊黏滞，易耗损阳气，闭阻气机，内触伏痰，上袭清窍而发病，遵古人“将以施其疗病之法，当以穷其受病之源”，先祛除其诱发因素。古人云：“初病者，宜泻其实；久病者，宜安其神。”后期专补脾胃，培元固本。王院士重视痰浊，尤其重视调气机而化痰，每获疗效。

第五十四节　阎孝诚

一、简介

阎孝诚（1939—），男，湖北省枝江县人，主任医师，曾先后担任中国中医科学院广安门医院院长、中国中医科学院基础理论研究所所长兼党委书记、中国中医科学院副院长等职。著有《小儿癫痫证治》《实用中医脑病学》等多部专著。其中，《实用中医脑病学》获国家中医药管理局科技进步三等奖。1983 年编著出版了《小儿癫痫证治》，全面分析了小儿癫痫的病因、病机、诊断、辨证，系统归纳并提出了胎、风、惊、痰、热、食、瘀、狂、虫、虚的十痫诊断思路。

二、医案

案 1：肝风夹痰热之痫证

张某，男，10 岁，2013 年 12 月 24 日初诊。

主诉：发作性抽搐伴意识丧失近 2 年。

患儿于 2012 年 2 月晚初入睡时首次发病，全身抽搐，目上翻，吐沫，持续数分钟，意识不清约半小时，之后缓解，未用药。2013 年 11 月 26 日第二次发病，仍于寐初发病，症状与前次类似，伴小便失禁，至清醒约 45 分钟，其间抽搐止后哭泣，未清醒时向外冲。当年 12 月 19 日第三次发病，表现同前，仅持续时间略短，程度稍轻。吉林大学长春医院处德巴金，天坛医院处开浦兰，均未服用。智力正常，偏食，大便正常，睡眠亦正常。脉滑数，舌尖边红，根部微黄苔。7 ~ 8 岁时曾因食物堵咽部窒息，不足 15 分钟。视频脑电图：异常脑电图，多灶性及广泛性棘波；多棘慢波发放，后头部著。脑部核磁共振平扫：未见明显异常信号。诊断：癫痫（良性癫痫）。

【证型】肝风夹痰热。

【治法】平肝息风，清热化痰。

【方药】羚羊粉 0. 3g，玳瑁粉 3g，柴胡 10g，黄芩 10g，栀子 10g，郁金 10g，天麻 15g，钩藤 10g，僵蚕 10g，蝉衣 6g，石菖蒲 30g，生龙骨 30g，生牡蛎 30g，生甘草 6g，陈皮 6g，法半夏 6g，胆南星 6g，桃仁 6g。

服上药3个月，未见发病。因服药困难，自行停药，改用医痫丸1.5g，日服2次；镇痫片3片，日服2次。

2014年5月31日患者夜寐中发病，症同前，持续约1分钟。

6月3日复诊：纳食、睡眠、大便正常，哭泣持续易发手麻。舌稍红，中心少量剥脱苔，脉稍滑数。

【方药】上方去羚羊粉，加远志10g，茯神15g，酸枣仁10g，柏子仁10g。

6月24日复诊：诉纳食不佳。

【方药】上方加炒神曲15g，鸡内金10g。且改汤剂为水丸，每服10g，日服2次。

10月28日其父代复诊：言偶有恶心，胃中不适。

【方药】上方去胆南星，加白芍15g。仍制水丸，服法同前。

2015年1月13日复诊：未见发病，纳食、睡眠、大便均正常，无明显不适。夜寐偶有抖动，时有右眼角外红。舌胖大，中有裂纹，尖边红，脉弦。

【方药】夏枯草6g，菊花10g，白芍15g，炒神曲15g，鸡内金10g，远志10g，茯神15g，酸枣仁10g，柏子仁10g，玳瑁粉3g，柴胡10g，黄芩10g，栀子10g，郁金10g，天麻15g，钩藤10g，僵蚕10g，蝉衣6g，石菖蒲30g，生龙骨30g，生牡蛎30g，生甘草6g，陈皮6g，法半夏6g，桃仁6g。30剂，水煎服。

3月31日其父代复诊：有2次晚上目现血丝。

【方药】上方去神曲、鸡内金，加牡丹皮15g，赤芍15g。制水丸，每服10g，日服2次。

8月4日复诊：上方加侧柏叶15g，龙胆10g。

2016年1月5日复诊：上方加益智仁15g。

8月2日复诊：一直未见发病，纳食、睡眠、大便均正常，学习成绩差。舌尖边红，根部黄苔，脉弦数。仍守上方，制水丸，每服10g，日服2次。

癫痫4年未犯，为临床治愈。

【按】肝开窍于目，肝火上炎致眼角外红、目现血丝等；肝主筋，肝风内动则筋脉挛急、抽搐发作；肝喜条达，肝失疏泄，则精神情志失去有序调节。患者痫病由肝风内动，夹痰热所致，治疗以平肝疏肝息风加清热化痰之品。用药过程中需注意观察患者纳食、出血、呕恶状况，酌情加对症之品，以促病愈。

案2：痰热内蕴，引动肝风之痫证

刘某，男，19岁，2009年2月20日初诊。

患者于10个月时发热抽搐2次，1岁多因发热发作1次，当时查脑电图未见异常。6岁时无热抽搐，近几年上初中、高中时发作5～6次，平均年发作1～2次，最后一次发作在2008年11月。其多在晚上发作，表现为突然全身抽搐，握拳，吐沫，意识丧失，时有鸣叫、咬破舌，移时自行缓解。其曾于2005年外院就诊，查CT（颅脑）未见异常，脑电图异常（具体不明），诊断为癫痫，先后服用鲁米那、德巴金延缓发作时间，但不能控制发作，至就诊时仍在服用德巴金0.25g，2次/日。

发作情况如上述，口干喜饮，手足凉，易惊，晨起痰多，时有上午头晕，纳食正常，多梦，大便偏干。舌暗苔黄，脉细而数。

【证型】痰热内蕴，引动肝风。

【治法】清热化痰，平肝息风。

【方药】陈皮10g，法半夏15g，茯神15g，枳壳10g，天竺黄10g，甘草6g，天麻15g，钩藤15g，石菖蒲30g，栀子15g，桃仁15g，茵陈10g，五味子10g。

患者原用西药德巴金维持之前用量。

二诊：初用上方10剂，略有心烦、恍惚，易急躁，两胁胀，右脉略滑，舌同前。

【方药】上方去五味子，加柴胡15g，黄芩15g。14剂。

三诊：身烦热，起疖肿（臀、腿部），大便干燥，易急躁，舌稍红，脉偏滑。

【方药】上方去陈皮、半夏，加生大黄6g，金银花20g。7剂。

四至十四诊：守上方，痰多时加胆南星、法半夏；易惊明显加磁石、石决明；眠差加柏子仁、酸枣仁；头蒙而发空加川芎、菊花、白芷。

2011年4月24日十五诊：癫痫一直未发作，痤疮及疖肿已愈，已参加工作，睡有梦，时有胃胀。脉偏滑，舌质稍红，苔白。

【方药】天麻15g，钩藤15g，僵蚕10g，蝉衣6g，石菖蒲20g，柴胡15g，黄芩15g，法半夏10g，栀子15g，磁石30g，远志15g，天竺黄10g，石决明30g，川芎15g。

6月28日十六诊：未发病，最近感觉心惊，听到刺激声音时更明显，寐不安，刚参加工作不适应。脉滑，舌质红，苔白。

【证型】心肝有热。

【治法】清心平肝，安神镇静。

【方药】川黄连15g，莲子心6g，连翘10g，栀子10g，柴胡15g，黄芩15g，白芍15g，法半夏10g，远志10g，石菖蒲15g，天麻15g，钩藤10g，僵蚕10g，蝉衣6g，羚羊粉0.3g（冲服）。

十七诊：症同上，去连翘，加生龙骨、生牡蛎各30g。

经治疗患者病情稳定，癫痫三年未发作，已参加工作，达到临床治愈。

【按】患者初期发热、口干喜饮、大便干、舌苔黄、脉细数，身热较高，故心烦、恍惚、易急躁，用栀子、柴胡、黄芩等清热。三诊后臀、腿部起疖肿，舌稍红，脉偏滑，热由外发趋势，故顺势而为，用金银花、连翘等透热外出、大黄泻下，使内蕴之痰热向外透达。其治疗思路与温病之"透营转气"有异曲同工之妙。

案3：心神被痰热所蒙，肝胃不和之痫证

李某，女，11岁，2009年8月10日初诊。

患儿于3年前出现愣神数秒，呼之不应，不摔倒、未抽搐，每日犯病6～7次，精神紧张时多发。脑电图检查示广泛、高度异常，经中西医治疗无效。来诊时，仍每日发作7～8次。脉细数，舌质赤，苔白。

【证型】心神被痰热所蒙，肝胃不和。

【治法】清热化痰，醒神开窍，泻肝和胃。

【方药】陈皮6g，法半夏10g，茯神10g，天竺黄10g，枳实6g，石菖蒲10g，细辛3g，郁金10g，远志10g，天麻10g，钩藤10g，僵蚕10g。

坚持治疗两年余未犯病，复查脑电图仅轻度异常。仍守上方治疗，2013年8月来诊，未复发。一切正常，停用治疗药物。

【按】"气有余便是火"，肝为木、胃为土，木能克土，当木气过旺就会克伐胃土，即气郁化火横逆犯胃，故治以清泻肝火、理气和胃。本案治疗以清热化痰加醒神开窍之品，加陈皮、枳实、郁金疏肝行气，切中病机则疗效理想。现代医学研究癫痫，除用药控制症状外，亦多专注于寻找病因。有因病毒性或细菌性颅内感染导致的，多属痰热内蕴；有因寄生虫等引起的，多属虫病扰神；有因自身免疫性脑炎引起的，多属痰浊蒙窍。中西结合，疗效更佳。

第五十五节　王今觉

一、简介

王今觉（1942—），男，汉族，吉林长春人。中国中医科学院研究员，主任医师，研究生导师。擅长应用独创的“望目辨证诊断学”及“辨病证医药学”理论与方法诊治癫痫等疑难杂症。

二、医案

案：血府逐瘀汤合地黄饮子加减治疗血虚痰瘀痫

鲍某，男，13岁，2004年4月19日初诊。

主诉：癫痫2个月，发作3次。

患者自2004年2月5日于正常活动时突发抽搐倒地，口吐白沫，两目上吊，伴小便失禁，约1分钟后自我缓解，醒后呕吐，乏力，欲睡。2个月内发作3次，平时如常人。刻下症：体胖，面赤，声音洪亮，自4月17日发作后，至今仍疲乏，欲睡，纳呆，恶心欲呕，便干，2日一行。检查：体胖，面赤，舌粉暗，苔白，左侧中部苔薄，脉沉滑。曾在安徽医科大学附属医院、首都医科大学附属宣武医院神经内科就诊，核磁共振：左侧额叶囊虫病（活动期），左外侧裂蛛网膜囊肿。

【证型】血虚血瘀，湿痰夹风。

【治法】养血活血化瘀，散风化痰祛湿。

【方药】血府逐瘀汤合地黄饮子加减。

生地黄12g，赤芍9g，当归9g，川芎6g，枳壳6g，陈皮12g，柴胡6g，生姜12g，桃仁6g，红花6g，僵蚕6g，白芥子6g，天麻12g，钩藤9g。水煎服。患者回原籍连服上方20剂。

5月10日二诊：癫痫未发作，但恶心，呕吐，便溏，日3次，舌粉略暗，苔白，脉沉滑，寸关尤沉。

【方药】上方加醋制鳖甲15g，天竺黄6g，继服。

9月5日三诊：患者家属介绍其他癫痫患者来诊，诉患者一直服药至今，癫痫未再发作，精神好，已正常上学。

【按】本例患者诊断及病因明确，未用杀虫剂治疗（其父顾虑药物副作用明显而未用），王今觉教授依据望目之血络、斑点等，结合舌脉辨证为血虚血瘀，痰湿夹风，用生地黄、当归养血和血，赤芍、川芎、桃仁、红花活血化瘀，僵蚕散风活血，白芥子、天麻、钩藤祛风化痰，枳壳、陈皮、柴胡、生姜和胃止呕，醋制鳖甲、天竺黄养阴化痰，祛痰而不伤阴。观其全方，以活血祛痰为主而收全效。

第五十六节　张横柳

一、简介

张横柳（1942—），男，广东梅州人，广州中医药大学第一临床医院主任医师，广东省仲景学说专业委员会常务委员，岭南医学会委员，开展经方治疗癫痫研究方向带头人。曾任中国抗癫痫协会第一届理事会理事，广东省第八届、第九届政协委员等职。先后主编《临证使用伤寒学》《全国中医药专业中级技术资格考试实战技巧》《伤寒论解读及临床运用》《经方研究及临床发微》4部，合编伤寒学专业著作12部。对于癫痫的治疗，张师取桂枝汤调和营卫；小柴胡汤枢转三焦气机；黄芪（一般30～100g）健脾升阳，清升则浊降，气盛则湿运，湿运则痰消，斡旋有力，升降协调；胆星配黄芪加强化痰运湿之功；僵蚕合胆星息戾逆之邪风，平肝阳之升亢。气虚则血郁，痰聚则瘀生，佐以活血之品，瘀祛则结消；芳香走窜之品，醒神开窍，清窍通则元神畅，浊腐去则神机伸。变通活用柴胡桂枝汤配合益气、息风、化痰、活血、重镇潜阳等药，每每获效。痫宁片即属于此类纯中药医院制剂。

二、医案

案：脾虚痰阻之痫证

卢某，女，19岁，2002年11月22日初诊。

患者于1995年11月无明显诱因出现四肢抽搐，伴意识不清，时间前后持续20分钟后反复发作。1996年11月、12月连发两次，经某医院脑电图提示为异常脑电图，拟诊为癫痫，服妥泰12.5mg，每日2次。后3年中发作次数日益增多，经改用丙戊酸钠，发作次数仍未减少（2001年8、9、10月三个月各发1次），形体消瘦，乏力，月经期推迟2周，量少，经前头痛，自述月经期更易引发癫痫发作。纳食较少，面色灰暗，舌质淡红，脉弦细弱。

【证型】 脾虚痰阻。

【治法】 健脾化痰。

【方药】 柴胡15g，法半夏15g，桂枝15g，白芍15g，益母草15g，黄芪60g，当归

10g，香附15g。每日1剂，嘱服7剂。继续服用丙戊酸钠（0.25g）。

11月30日二诊：服上药7剂后，患者乏力明显减轻，饮食睡眠略有改善，口略干，仍面色灰暗，舌质淡红，舌尖略红，脉弦细弱。

【证型】阴虚痰凝。

【治法】养阴清热，益气化痰。

【方药】柴胡10g，黄芩5g，法半夏15g，桂枝15g，白芍15g，益母草15g，黄芪60g，当归10g，香附15g，牡丹皮15g。每日1剂，嘱服14剂。痫宁片8片，每日3次。继续服用丙戊酸钠（0.25g）。

12月15日三诊：患者病情稳定，癫痫无发作，饮食、睡眠继续改善，面色灰暗略有好转，舌质淡红，脉弦缓。自述经前头痛好转，仍月经延迟。

【证型】阴虚内热。

【治法】清热滋阴。

【方药】柴胡10g，枳壳15g，白芍15g，炙甘草10g，太子参30g，白术15g，茯苓30g，黄芪60g，当归10g，香附15g。15剂。痫宁片8片，每日3次。

3个月后，患者病情稳定，癫痫无发作，饮食、睡眠可，改为痫宁片5片，每日3次。间断服用汤药。复查脑电图：轻度异常脑电图（与初诊相比，慢活动指数减少）。

2004年12月6日十九诊：患者病情稳定，癫痫无发作，饮食、睡眠可，面色转润，月经期偶延迟，无经期头痛现象，仍继续服用痫宁片6片，每日3次。近来偶有眼皮跳，舌微颤，舌质淡红，脉弦略数。

【证型】肝风内动。

【治法】镇肝息风，清热定痫。

【方药】柴胡15g，黄芩10g，法半夏15g，桂枝15g，白芍15g，炙甘草10g，黄芪30g，太子参30g，茯苓30g，白术15g，甘松15g，白僵蚕25g。每日1剂，嘱服14剂。继续服用痫宁片8片，每日3次。服上药半月后症状改善，复查脑电图：界限性脑电图（与2003年3月20日结果相比，慢活动指数减少）。

2006年1月16日三十诊：患者病情稳定，癫痫无发作，饮食、睡眠可，面色红润，无经期头痛现象，经期基本正常，偶有感冒，舌质淡红，脉缓略弦。自述欲暂停口服汤药，继续服用痫宁片5片，每日3次。复查脑电图：正常脑电图（与2004年12月6日结果相比有改善）。

【按】常服抗癫痫西药的患者，用中药治疗的同时，不能立即停用西药，因中药尚未奏效，停药会引起频发和大发作。宜渐减量，尔后停药，或服维持量。

第五十七节　熊继柏

一、简介

熊继柏（1942—），男，湖南常德人，国医大师，国家级名中医，湖南中医药大学教授，广州中医药大学博士研究生导师，香港浸会大学荣誉教授，湖南中医药大学第一附属医院特聘中医学术顾问。历任湖南中医药大学内经教研室主任、中医经典古籍教研室主任。善治各种内科杂病、妇科、儿科病证，以及各种疑难杂证。已发表学术论文108篇，出版中医专著17部。熊教授临证治疗痫病总以“化痰开窍”为基本原则，结合患者其他临床表现，灵活化裁。

二、医案

案：六君子汤合定痫丸治疗痰痫

唐某，女，12岁，学生，1970年冬初诊。

罹患癫痫，已历七载。初起发作尚轻，半月一发，每次昏倒约三分钟。之后逐渐加重，少则三五日一发，多则一日一发，甚则一日数发。有时昏倒时间长达二十分钟。每发时则突然昏仆，两眼上吊，手足抽搐强直，口角流出白色涎沫，喉中辘辘痰鸣。发作前无明显诱因，亦无先兆，发后但觉异常困倦。平时精神委顿，食欲不振，食量甚少。稍微过食或偶进生冷油腻则易发便溏泄泻。患儿面色少华，精神颇显疲乏，且常有表寒畏冷之感。舌淡苔白，边有明显齿痕，脉细而缓。

询其治病情况，谓长期服用西药苯妥英钠及苯巴比妥，也曾服用过麝香、蜈蚣以及大量的抱龙丸、牛黄丸之类的中成药。初起尚可以控制，时日既久则痫发愈频愈重。由于发作时昏倒抽搐的时间过长，故每发时则急请医生用艾灸、灯火、针刺等法，以冀缓痉醒神。家长边诉边让患儿掀衣伸手，只见其内关、合谷、神门、间使及人中穴等处，烧痕累累，望之使人凄然。

详审此证，其发病时突然仆倒，昏不知人，口吐涎沫，两眼上翻，肢体抽搐强直，确具明显的痫证特点，且其发作时喉中痰声辘辘，啼喘吼鸣，痰象亦十分显露。然患儿食少、体倦、便溏、舌淡以及舌边见齿痕等，又呈一派脾虚之状。由脾虚失运，乃致湿痰内阻，脾愈虚而痰愈盛则痫病发作愈烈。

【治法】健脾益气，豁痰息风。

【方药】用六君子汤为汤剂，再以定痫丸为丸剂，丸、汤并进。

汤剂处方：党参 15g，炒白术 15g，茯苓 15g，陈皮 10g，法夏 10g，炙甘草 10g。水煎服，每日 1 剂。

丸剂处方：丹参 100g，麦冬 60g，炙远志 50g，僵蚕 60g，全蝎 50g，琥珀 30g，陈皮 60g，法半夏 60g，茯神 100g，甘草 30g，天麻 100g，川贝母 60g，胆星 50g，石菖蒲 60g，竹沥汁 100g，生姜汁 100g。碾细粉和蜜为丸，外以水飞朱砂 10g 为丸衣。早晚吞服，每次服 8g。

上方服至一个月，患儿痫发次数已见减少且发作时昏倒及抽搐等症亦明显减轻，且见饮食增进，精神转佳，这样大大增强了其治愈的信心。遂嘱其服完第一剂丸药之后，再以原方制成第二剂，仍用六君子汤送服。如此坚持服药，治疗达 3 个月左右，共服完丸药 2 剂，汤药 80 剂，其病终获痊愈。追访至今，未见复发。

【按】“无痰不作痫”，程钟龄《医学心悟》云：“痫者，忽然发作，眩仆倒地，不省高下，甚则瘈疭抽搐，目斜口㖞，痰涎直流，叫喊作畜声，医家听其五声，分为五脏……虽有五脏之殊，而为痰涎则一，定痫丸主之。”又“痫久必归五脏”，每致虚实夹杂。而其中尤多脾虚痰盛之证，盖“脾虚则生痰”。本案取定痫丸豁痰息风定痫，取六君子汤调补脾气，虚实兼顾，标本兼施，脾气得以健，痰浊得以清，故痫病获愈。

第五十八节　宣桂琪

一、简介

宣桂琪（1943—），男，浙江杭州人，浙江省中医院中医儿科主任医师，兼职教授，省级名中医，合著《实用中医儿科手册》。杭州宣氏儿科第三代传人，继承了宣氏儿科学术思想，并将其推向新的高度，善治小儿高热、咳喘、厌食、泄泻及疳积，尤其擅长治疗顽固性哮喘、癫痫、抽动症、多动症及防治小儿高热惊厥。宣老凭借临床几十年的经验，自拟“宣氏癫痫方”，方中生龙齿、生白芍、天麻配伍以达到平肝息风之疗效，茯苓健脾化痰，胆星清热化痰，郁金、石菖蒲配伍以理气活血、开窍豁痰，全蝎、蝉衣、钩藤配伍以搜风通络止痉。此基础方运用平肝息风药祛“风”邪，运用清热涤痰药兼顾“火”“痰”之邪，运用理气开窍药逐“瘀”邪，运用甘淡平补药调“虚”体。

二、医案

案：宣氏癫痫方加减治疗热痫

薛某，女，7岁2个月，2017年12月26日初诊。

患儿于1年前入睡后出现面肌抽动，发作时神志尚清，但时有惊恐貌，发作后头部、面部疼痛。无智力低下，无恶寒发热，无恶心呕吐。胃纳一般，二便无殊，舌尖红，苔薄，脉弦细数。继续追问，患儿既往体质一般，否认惊吓刺激史，否认明显产伤史，否认颅脑外伤史，否认家族遗传史。2017年12月21日于浙江大学附属儿童医院查脑电图：痫样放电（两中颞区）——清醒及睡眠状态。

【证型】肝风内动，心火偏盛，气血瘀阻。

【治法】平肝息风，佐以清泻心火、理气止痛。

【方药】宣氏癫痫方加减。

生龙齿10g（先煎），生白芍5g，天麻5g，全蝎2g，郁金5g，石菖蒲5g，蝉衣5g，钩藤6g（后下），茯苓10g，制胆南星3g，白蒺藜6g，蔓荆子6g，川芎5g，灵磁石10g（先煎），炒酸枣仁6g，淡竹叶5g，鸡内金10g。14剂，水煎服，每日1剂。

2018年1月16日二诊：患儿药后睡时面肌抽动好转，头痛未作，脾气急躁，纳入尚可，舌质红，苔根腻，脉仍旧弦细数。

【治法】治以原法出入，加以消食化积。

【方药】在原方基础之上，去白蒺藜、淡竹叶，加白菊花5g，花槟榔5g。共14剂，服法同前。

1月30日三诊：患儿药后睡时发作1次，左足抽搐，无面色发青，无口中流涎，无头痛，但反复出现脐周作痛，疼痛可忍，胃纳一般，二便无殊，舌质红，苔薄，脉仍旧弦细数。

【方药】在原方基础之上，加大生白芍之量至6g，改郁金为枳壳5g，改蝉衣为延胡索5g，去蔓荆子、花槟榔，加入炒柴胡5g。共14剂，服法同前。

2月13日四诊：患儿药后癫痫未发，头痛未作，脐周疼痛程度减轻且次数减少，纳食、二便均无殊，舌红，苔薄，脉仍弦细数，但较前平缓，治以原法出入。

【方药】 在原方基础之上，改川芎为丹参 6g，去炒酸枣仁，加入香附 6g。再服 14 剂，服法同前。宣老嘱咐患儿家长，应使患儿避免劳累、避免感冒。

四诊后，患儿临床症状基本消失，随访至今，癫痫未再发作。

【按】 癫痫患者完全控制后，应注意诱发因素。饮食不节及情感不遂易诱发本病。平素应注意起居有节，情绪稳定，可减少其发作，以至完全控制病情，达到根治。

第五十九节　汪受传

一、简介

汪受传（1946—），男，江苏省东台县人，南京中医药大学教授、南京中医药大学第一附属医院（江苏省中医院）主任医师。全国老中医药专家学术经验继承工作指导老师，全国名老中医，国家级教学名师，江苏省名中医，享受国务院政府特殊津贴。从事中医儿科工作 40 多年，出版学术专著、教材 50 余部，主编出版《国际标准化英文版中医教材·中医儿科学》等著作。汪教授按照小儿癫痫以风、惊、痰为主，或有瘀滞，久发易转为虚证的病机特点，提出息风、镇惊、豁痰，兼以化瘀、补虚的治疗法则，立方定痫散作为多数患儿的基本用药。其方药组成为全蝎、蜈蚣、鹿角片、僵蚕、白芍、胆南星、煅龙齿，剂量配比为 10∶10∶10∶6∶10∶6∶18。

二、医案

案 1：理气豁痰止痉治痰痫

孙某，女，3 岁 8 个月，2001 年 5 月 21 日初诊。

2001 年 4 月 10 日患儿晨起受惊吓，中午睡觉时出现双目定视，手足抽搐，小便失禁，呕吐胃内容物，唇周发绀，持续约 10 分钟，送至医院住院治疗。脑电图提示中央、颞、顶区棘慢波，左侧明显，诊断为癫痫。平素睡眠中容易出现小惊跳。脑 CT 检查结果正常。2001 年 4 月 21 日、5 月 19 日患儿分别于玩耍时出现双目定视，手足抽搐，呕吐胃内容物，持续时间约 3 分钟。因家长惧怕抗癫痫药物的副作用，未服用抗癫痫西药，慕名转至汪师处就诊。刻下症：精神可，面色偏黄，少许鼻塞流涕，轻咳无痰，纳差，平素多汗易呕，二便调，偶有遗尿。舌质淡红，苔白腻，脉弦滑。

【证型】痰痫。

【治法】理气豁痰，祛风止痉。

【方药】石菖蒲10g，远志6g，法半夏6g，郁金10g，橘红5g，胆南星10g，竹茹5g，黄芩5g，朱茯神10g，僵蚕6g，煅龙骨15g，煅牡蛎15g，神曲10g。14剂。

二诊：精神可，面色偏黄，纳差。6月5日抽搐一次，二便调，间中遗尿。舌质淡红，苔白腻，脉弦滑。

【证型】痰痫。

【治法】理气豁痰，祛风止痉。

【方药】石菖蒲10g，远志8g，郁金10g，代赭石30g（包煎），煅龙骨15g，煅牡蛎15g，胆南星10g，法半夏6g，明天麻10g，钩藤12g，石决明15g，竹茹5g。14剂。

另：定痫散80g，羚羊角粉6g，混匀，每次2g，每日3次。

三诊：面色偏黄，纳差，无再抽搐，出汗稍多，二便调，仍间中遗尿。舌质淡红，苔白，脉弦滑。

【证型】痰痫。

【治法】健脾理气，豁痰止痉。

【方药】石菖蒲10g，远志8g，郁金10g，茯苓15g，太子参12g，煅龙骨15g，煅牡蛎15g，胆南星10g，法半夏6g，白术10g，竹茹5g，陈皮5g。30剂。

另：定痫散160g，羚羊角粉12g，混匀，每次2g，每日3次。

服药期间，患儿未再抽搐，面色转红润，遗尿好转，纳食转佳。1年内坚持服用上述中药加减，未再复发。

【按】痰痫属痫证范畴，是指痫证以痰涎壅盛为主者。《医宗金鉴·幼科杂病心法要诀》指出："痰痫平素自多痰，发时痰壅在喉间，气促昏倒吐痰沫……"痰痫的发生，是以肝、脾、肾功能失调为主要病理基础（尤其是肝、脾），故用茯苓、白术健脾，石菖蒲、胆南星豁痰，钩藤、羚羊角息风止痉。

案2：定痫散治疗脾虚痰痫

石某，女，14岁，2000年11月25日初诊。

患儿自1岁余开始每发高热易惊厥，每年约发作1～2次，2000年2月开始不发热也有时发作意识丧失，两目上视，肢体抽动，数分钟后自行缓解。2000年2月23日查脑电图示儿童异常脑电图，脑波记录所见：描记中脑波见以20～70μV，9～11Hz α波活动，波形不齐，右枕位α波波幅明显减低，光刺激后抑制尚好。各导联可见较多量棘慢波呈短程爆发性发放，右额、颞位稍偏胜。过度换气中脑波节律同上，上述棘慢波指数稍增多。过度换气停止后渐恢复原背景脑波。另外，患儿于1999年查脑CT时发现右侧枕顶叶脑软化。2000年3月2日于儿童医院求诊，始服托吡酯治疗，然而服药后患儿出现幻听现象，于2000年7月停药，转中医治疗。有蒙被缺氧综合征病史，其母亦有高热惊厥病史。刻下症：平素易头晕头痛，劳累后尤甚，注意力难集中，纳可，寐安。查体：精神可，形体一般，心肺正常，舌红，苔根腻，脉细弦。

【证型】痰浊内蕴，脾虚肝旺。

【治法】健脾化痰，平肝息风。

【方药】定痫散加减。

明天麻10g，钩藤12g，茯苓10g，法半夏6g，炙黄芪12g，党参10g，丹参10g，红花5g，桃仁10g，僵蚕10g，鹿角霜10g，陈皮3g，杜仲10g，决明子10g。每日1剂，水煎服。

二诊：服药1个月后，患者痫证未作，头晕头痛好转，纳可，寐安，二便调顺，舌红，苔根微腻，脉细。治以前法继进。

【方药】以上方为基础随证加减制成糖浆剂口服，继服定痫散。坚持治疗至今已2年余未发作。

【按】高热惊厥指体温在38℃以上发生的抽搐。遗传学研究发现，家族有高热惊厥病史者，患本病的概率是一般人群的3.5～4.4倍。有人认为高热惊厥系癫痫的一种类型，也有人认为是一种遗传性癫痫倾向，可因发热而诱发，且能转变为癫痫。长期随访发现，随着高热惊厥复发次数的增多，今后转为癫痫的可能性以及异常脑电图的发生率均明显增加。据报道，只有过一次高热惊厥发作的患儿，日后癫痫的发生率为2.9%，两次发作者为5.6%，3次或更多次发作者高达7.9%。本案患儿有高热惊厥史，更有家族史，很明显其癫痫发作与高热惊厥有一定联系，但不能排除其他原因，如患儿脑部软化灶是否也对其病情有一定的影响。为此，汪师主张在健脾化痰、平肝息风的基础上加用鹿角霜、杜仲等填精生髓、补肾之品，借血肉有情之品，以补其脑髓中之不足。

案3：益气健脾，豁痰开窍治疗痰痫

刘某，男，8岁，1999年12月3日初诊。

患儿3年前无明显诱因突然昏倒，不省人事，四肢抽动，约半分钟后缓解。外院诊为“癫痫”，给予地西泮、丙戊酸钠等药治疗，效果欠佳。现仍3~6个月出现频繁发病，发病延续1周左右。在发病期间，每日发作7~8次，发作时表现为四肢抽搐，两目直视，约30秒自然缓解。为求病情好转，转至中医治疗。查体：面色萎黄，形体消瘦，心肺正常。舌淡红，苔白，脉沉细。脑超声波检查未见异常。脑电图：轻度不正常脑电图。

【证型】痰痫。

【治法】益气健脾，豁痰开窍。

【方药】太子参10g，茯苓10g，石菖蒲10g，胆南星10g，羌活5g，法半夏10g，川芎10g，青果10g，天麻5g，钩藤15g，橘红10g，琥珀0.5g（冲服）。14剂。

二诊：患儿未见癫痫发作，纳增，便可。舌质淡红，苔薄白，脉滑。

【方药】上方加枳壳10g。14剂。

三诊：未见发病，纳可，便调。舌脉同前。

【方药】继予上方14剂，并嘱逐渐减少西药用量。

四诊：药后平和，未见抽搐，无不适主诉，西药已减量。舌质淡红，苔白，脉滑少力。

【方药】上方继服14剂，并继逐渐减少西药用量。

五诊：患儿未见发病，纳可，便调。西药已停用4天。

【方药】原方改研细末，每日3次，每次5g，装胶囊吞服，嘱服1年。

1年后复诊，复查脑电图：正常脑电图。继服上药，2年后随访，未见复发，已上小学。

【按】汪师认为，本案病程较长，并有长期服用抗癫西药史，体质较差，正气不足，故以六君子汤化裁，益气健脾化痰，并佐以镇惊安神之药，标本兼顾，攻补兼施，调节气机升降，达到正复痫止之目的。

案4：风痰闭窍之痫证

张某，女，12岁，2000年12月14日初诊。

患儿于2年前无明显诱因于上课时出现双目上吊伴眨眼，意识不清，持续约10秒自行缓解。就诊于当地医院查头颅MRI正常，脑电图正常，考虑为“癫痫”，用卡马西平1周，发作频繁故停用，其后又用丙戊酸钠及中药等治疗，仍效果不佳，每日少则4～5次，多则20余次，每次持续4～5秒，或10余秒，症状基本相同，偶有伴握物失落，发作前无明显先兆及诱因，发作次数频繁时，发作后表现为四肢无力，嗜睡伴心慌，发作时伴二便失禁。刻下症：阵发性双目上吊伴意识不清，每次持续4～5秒或10余秒，每天20余次，偶伴有握物失落及小便失禁，发作后表现为四肢无力，嗜睡伴心慌，纳差，二便调。查体：咽红，扁桃体Ⅰ度肿大，心肺正常。舌红，苔白，脉滑。视频脑电图：发作期可见广泛性3Hz高幅慢波爆发及中央、顶、枕、左前颞等局部3Hz左右高幅棘慢波爆发。

【证型】风痰闭窍。

【治法】豁痰息风，化瘀通络。

【方药】柴胡10g，炒黄芩10g，法半夏10g，枳壳10g，桔梗10g，生龙骨15g（先煎），生牡蛎15g（先煎），天麻10g，钩藤15g，茯苓10g，青果10g，石菖蒲10g，青礞石30g（先煎），胆南星10g，僵蚕10g，甘草5g。5剂。配合丙戊酸钠治疗。

二诊：患儿明显好转，发作次数较前减少，症状同前，纳可，便调，舌红，苔白，脉滑。

【方药】继以前方治疗7剂。

三诊：患儿近2日发作增多，日10余次，形式同前，不伴嗜睡、头痛及呕吐，纳可，二便调。中药继以前方治疗。7剂。

四诊：患儿每日痫发2～3次，且经血不调，约2周一行。

【治法】养血活血，通络豁痰息风。

【方药】桃红四物汤加味。

桃仁10g，红花10g，当归10g，川芎10g，赤芍10g，生地黄20g，柴胡10g，益母草10g，石菖蒲10g，法半夏10g，胆南星10g，天麻10g，黄芩10g，甘草5g。7剂。

五诊：患儿现每日发作1～2次，均为双目凝视伴眨眼，3～4秒自行缓解，无其他不适。继以丙戊酸钠配合息风胶囊，并予上述中药汤剂以滋阴活血调经。

六诊：患儿已月事正常，已有4天未见发作。嘱停用中药汤剂，余治同前。痫疾一直未发。

【按】汪师认为，该患儿系不典型失神小发作，西药应首选丙戊酸钠制剂。中医辨证，考虑为顽痰阻络，脑络不利所致，故予息风胶囊豁痰通络止痫。虽使病情减轻，但患儿月事无规律，是为阴血不足所致，故加用桃红四物汤以滋阴养血活血，待经血正常，则痫自止。

第六十节　王新志

一、简介

王新志（1955—），男，河南郑州人，国家二级教授，岐黄学者，享受国务院政府特殊津贴、博士研究生导师，河南中医药大学脑病学科学术带头人，全国第五批老中医药专家学术经验继承工作指导老师，河南省首批名中医。在对癫痫的认识上，其指出痰浊内阻，脏气不平，阴阳偏胜，神机受累，元神失控是病机的关键所在，治疗上可分为发作期与休止期进行治疗。

二、医案

案：半夏白术天麻汤治痰痫

郝某，男，5岁，2009年5月11日初诊。

主诉：发作性抽搐1年。

现病史：1年前出现发作性抽搐伴意识丧失，全身强直，口吐涎沫，3～5分钟缓解，面颊见蝶形对称散在分布的针头大小的淡棕色丘疹，右侧腰背部见多处卵圆形色素脱失斑，较前反应迟钝。舌苔白腻，脉弦滑。否认家族遗传病史。脑电图示弥漫性痫样放电。查头颅MRI示双侧额叶、顶叶、颞叶多发异常信号影。在郑州某省级医院诊断为结节性硬化症，现口服丙戊酸钠治疗，近期癫痫发作频繁，一个月发作2～3次，有时一周数次，遂来就医。

【证型】痰阻经络，上逆窍道，蒙蔽清阳。

【治法】燥湿健脾，豁痰开窍。

【方药】半夏10g，橘红10g，枳实6g，胆南星6g，白芥子6g，石菖蒲10g，生白术10g，茯苓15g，川芎6g，天麻10g，炙甘草3g。15剂，水煎服，每日1剂，早晚2次分服。

5月28日二诊：服药15剂，患儿未发癫痫，未诉不适。

守上方连服3个月，癫痫共发作2次，症状较前减轻，1分钟左右缓解，已停服丙戊酸钠。考虑服药方便，遂将上方制成水丸，每次4g，每日3次，长期口服。

随访半年，癫痫共发作3次，症状较轻，且较快缓解，智力较前无明显差别，皮损未进展。

【按】先贤沈金鳌曰："痰为诸病之源，怪病皆由痰成。"清代林珮琴《类证治裁·痰饮》曰："而痰则随气升降，遍身皆到。在肺则咳，在胃则呕，在心则悸，在头则眩，在背则冷，在胸则痞，在胁则胀，在肠则泻，在经络则肿，在四肢则痹，变幻百端。"怪病多痰，痰邪为患，变化多端，错综复杂，范围甚广，病种甚多，尤其是无形之痰导致的病证，纷繁庞杂，离奇古怪，无一定规律。本例患儿脏腑娇嫩，形气未充，"稚阴稚阳"之体，先天禀赋不足，元阴亏虚，后天调摄失宜，脾失运化，造成气机不利，津液运行不畅，湿无以化，湿聚成痰，痰阻经络，上逆脑窍，阻滞脏腑气机升降之道，致阴阳不相顺接，清阳被蒙，因而作痫。正如《医学纲目·肝胆部》所云："痰溢膈上，则眩甚仆倒于地，而不知人，名之曰癫痫。"脑为至清至粹至纯之府，喜静而恶扰，喜清而恶浊，且易虚易实，痰浊使元神蒙蔽不清而成痫病；痰随气升降，遍身皆到，而见本病多个脏器及组织受累的表现。方中半夏辛温性燥，善燥湿化痰；橘红既可理气行滞，又能燥湿化痰，二者相辅相成，燥湿以助半夏化痰之力，理气可使气顺则痰消，体现治痰先理气，气顺则痰消之意；胆南星伍半夏，燥湿化痰之力强；枳实配橘红，行气之力增；痰由湿生，湿自脾来，故以白术、茯苓健脾渗湿，健脾以杜生痰之源，渗湿以助化痰之力：白芥子辛温走散，利气机，通经络，善治皮里膜外之痰；石菖蒲豁痰开窍；川芎行气降逆活血：天麻息风；炙甘草健脾和中，调和诸药。诸药合用，燥湿理气祛除已生之痰，健脾渗湿杜生痰之源，致病因素得除，故收良效。

第六十一节　马融

一、简介

马融（1956—），男，天津人，教授，主任医师，医学博士，博士生导师。曾任天津中医药大学第一附属医院院长，天津市政府授衔其"中医小儿神经内科专家"。从事中医儿科临床工作30余年，擅长治疗儿科常见病症及癫痫等儿科脑系疑难病症，临床医疗及学术水平居于国内领先水平，牵头制定了《小儿癫痫中医诊疗指南》《痫病（癫痫）中医临床路径》《痫病（癫痫）中医诊疗方案》。马师认为小儿癫痫的基本病因是痰伏脑络，其发病机制可以归结为枢机不利，阴阳失衡，气机失调，遂生痰邪，蒙蔽神志发而为痫，因此其治疗不离调理枢机、化痰镇惊、平调阴阳。

二、医案

案 1：凉膈散加减治疗痰热痫

张某，男，4 岁，2003 年 6 月 13 日初诊。

患儿 3 个月前于睡眠中突发双目斜视，频繁眨眼，持续时间陈述不清，后自行缓解，醒如常人。次日就诊于某医院，EEG 示异常脑波。头部 CT 示未见明显异常。头部 MRI 示髓鞘发育延迟，双上额窦、筛窦黏膜增厚，左乳突小房渗出性病变。诊断为癫痫。住院治疗 7 日，出院后口服卡马西平片 0.05g，每日 3 次。患儿于 2003 年 4 月 30 日无明确诱因再次发作，症见四肢抽动，口角流涎，双目斜视，频繁眨眼，1 ~2 分钟后自行缓解，每天发作 10 余次，遂往某医院治疗，未能控制病情。症状同前，舌红，苔黄，脉弦数。

【证型】痰热上蒙。

【治法】清热豁痰，息风止痉。

【方药】涤痰汤加减。

石菖蒲、茯苓各 15g，胆南星 12g，天麻、陈皮、半夏、枳壳、黄芩、白芍、乌梢蛇、炒栀子各 10g，川芎、僵蚕各 9g，朱砂 0.5g（冲服），青礞石（先煎）、铁落花（先煎）各 30g，甘草 6g。每日 1 剂，水煎服。

卡马西平改用得理多片 0.1g，每日 3 次，羚羊角胶囊 3 粒，每日 1 次。与汤药间隔半小时服用。

7 月 27 日二诊：服药后每天均有发作，平均 7 ~8 次/日，症状同前。西药加丙戊酸钠 0.1g，每日 3 次。得理片多用法同上，中药仍用涤痰汤加减。

8 月 10 日三诊：患儿病情未缓解，症见面红唇赤，心烦易躁，咽部红肿，大便干燥，舌红，苔黄，脉弦数。

【方药】改用凉膈散加减。

黄芩、桔梗、炒栀子、柴胡各 9g，川黄连、大黄、甘草、薄荷（后下）各 6g，连翘、藿香、枳壳各 10g，茵陈、厚朴各 15g，石菖蒲 12g。

8 月 24 日四诊：患儿发作次数减少，平均 5 ~6 次/日，均于睡眠中发作，症状同前。舌红，苔略黄。上方加桑枝 10g，厚朴、鸡血藤各 15g。

8 月 31 日五诊：患儿已 1 周未见发作，偶觉双手无力、麻木，舌红，苔黄厚。于上方加六一散（包煎）15g，西药同前。

2004 年 1 月 4 日六诊：用药后患儿病情稳定，未再发作，余无不适。继服上方，西药减用。

2005 年 1 月 1 日七诊：癫痫一直未再发作。复查 EEG 示左枕及中后颞部有尖波发放，轻度异常。上方加天麻 12g，钩藤 9g 息风止痉化痰。西药全部停用。

6 月 28 日八诊：患儿因患肠炎来诊，予藿香正气水及输液治疗痊愈。此期间癫痫并未发作。

2006 年 8 月 6 日九诊：患儿坚持服用中药，癫痫再未发作，病情控制良好。

【按】凉膈散出自《太平惠民和剂局方》，是清上与泻下并举之方。患儿所患为上中二焦邪郁生热之证。药证相符，故用之。减去芒硝，是恐其力猛，久用伤正。加用藿香、茵陈、石菖蒲、鸡血藤、天麻、钩藤，能开窍宁神，息风止痉，化湿和胃。全方标本兼治，祛邪而不伤正，故取得满意疗效。

案 2：风引汤加减治疗痰热惊痫

谢某，男，11 岁，2005 年 3 月 22 日初诊。

主诉：间断抽搐 1 天。

患儿因惊吓后于今晨睡眠中出现上肢抽搐，双目上视，牙关紧闭，口唇发绀，口角流涎，意识不清，无大小便失禁，持续 5～6 分钟，家属掐人中后缓解，随后困倦入睡，天亮后即来我院。现患儿神清，精神好，纳少，近日大便干，2 日 1 次，咽红，舌淡红，苔薄白。查头部 CT 未见异常；EEG 示左颞、左额区可见棘、尖波散在出现，并时有节律性，短暂阵发现象。诊断为癫痫。

息风胶囊 6 粒，每日 3 次；羚羊角胶囊 10 粒，每日 2 次。

5 月 3 日二诊：4 月 25 日曾发作 1 次，症状基本同第一次发作，持续时间较短，且平时夜间睡眠时偶见肢体抽动。

【证型】痰热惊痫。

【治法】清热豁痰，息风镇惊。

【方药】上药改为小儿定风汤剂，即《金匮要略》风引汤加减。

寒水石、紫石英、赤石脂、滑石粉、生石膏各 18g，白芍、当归各 15g，大黄、生龙骨、生牡蛎、干姜、石菖蒲、天麻各12g，桂枝、甘草各6g，每日1剂，水煎服。

2006年5月16日三诊： 服药期间偶见左腿抽筋，两眼上视，余未见异常。故继服上方。

2007年8月15日四诊： 癫痫一直未见发作，病情控制。嘱继服该药。

【按】 小儿定风汤剂为《金匮要略》风引汤加石菖蒲、天麻，伍白芍和当归可兼肝养血。原方主治风热癫痫，也治中风，加石菖蒲能开窍宁神，加天麻有息风止痉与通络祛风之效，伍白药、当归可柔肝养血，使原方息风止痉之力大增，兼能补虚而不伤正气，为马教授之临证验方。该方清热豁痰，息风镇惊，柔肝养血，切中患儿病机，故用之收效。

第六十二节　高颖

一、简介

高颖（1963—），女，北京人，主任医师，教授，博士研究生导师。北京中医药大学东直门医院脑病科主任医师、国家中医药管理局重点脑病中医证治研究室主任、学科带头人。主要从事中医药防治脑血管病、多发性硬化等神经系统疾病的研究。高师认为癫痫的治疗在重视平肝、息风、涤痰、开窍的同时，不可忽视安神的重要性，癫痫与睡眠之间有一定的相关性，睡眠障碍往往会影响癫痫的治疗预后，通过改善癫痫患者的睡眠质量，有助于控制癫痫的发作。

二、医案

案1：大黄黄连泻心汤治痰痫

患儿，男，6岁，2012年5月15日初诊。

主诉：失神反复发作3年，加重8个月。

患儿自3岁起经常出现一时性失神，在当地医院诊断为癫痫失神发作，曾服用西药拉莫三嗪、妥泰、开浦兰等，症状一度得到控制。近8个月控制不佳，失神发作频繁，每天发作4~5次。刻下症：瞬时失神，表情呆滞，两目凝视，如无所见，少顷即复，心烦，睡眠不安，易早醒，纳食可，大便偏干，舌尖红，苔薄白，脉弦细稍数。

【证型】脾虚痰凝，心火偏旺。

【治法】清心降火，化痰定痫，镇心安神。

【方药】大黄黄连泻心汤加味。

黄连9g，黄芩10g，酒大黄6g，法半夏6g，天竺黄10g，胆南星6g，远志10g，石菖蒲10g，青礞石30g（先煎），生龙骨30g（先煎），生牡蛎30g（先煎），琥珀粉3g（分冲），炒酸枣仁30g，夜交藤30g，五味子10g。14剂，每日1剂，水煎服。并嘱已服西药继续服用。

5月29日二诊：家长诉服上方1剂后，患儿症情大为改观，发作次数明显减少，持续时间缩短。

【方药】原方酒大黄加至9g。继服28剂。

6月26日三诊：家长代诉，患儿近1个月失神未发作，情绪睡眠好转，纳增，大便每天2次，成形。

【方药】上方加炒白术15g，茯苓15g，酒大黄改为5g。继服28剂。

7月24日四诊：患儿失神未再发作，睡眠时间延长，每晚9小时，精神好，二便正常。

【方药】黄连6g，黄芩9g，酒大黄3g，法半夏6g，生白术15g，茯苓10g，胆南星6g，远志10g，石菖蒲10g，五味子10g，生龙骨30g（先煎），生牡蛎30g（先煎），琥珀粉3g（分冲）。

之后，其父每个月来开1次药，皆云未再发作，前后坚持服中药2年，后期健脾化痰缓图以治其本，汤药改为隔天1剂，调理善后以巩固疗效。

【按】痰浊为患，蒙闭心窍，窜走经络，是造成痰痫发作的直接因素。若痰痫日久不愈，必致脏腑愈虚，痰浊愈结愈深，而成顽痰，痰浊不除，则痫证复发，耗伤正气，正邪交争，虚实错杂，乃成痼疾。本案治疗前期清心降火化痰定痫以治其标，后期健脾化痰缓图以治其本，有的放矢，始得痊愈。

案2：黄连温胆汤合六君子汤治脾虚痰凝之痫证

患儿，女，12岁，2013年2月27日初诊。

主诉：癫痫反复发作8年，加重2个月。

患儿自4岁起无明显诱因反复发作突然昏仆，不省人事，肢体抽搐，在当地医院诊断为癫痫，长期服西药妥泰，症状控制不佳。近2个月痫证发作频繁，1～2天大发作一次，发作时突发昏仆，神志不清，手足抽动，牙关紧闭，口吐涎沫，3～5分钟苏醒，醒后头昏沉，疲乏困倦。刻下症：晚睡晚起，不愿早起，醒后头昏沉，疲乏困倦，心烦，记忆力较差，学习成绩一般，纳呆，便溏，舌胖大、色红，苔白腻偏黄，脉沉细。

【证型】虚中夹实，痰浊内盛，兼有脾虚。

【治法】清化痰热，健脾益气，宁心安神。

【方药】黄连温胆汤合六君子汤加味。

黄连6g，陈皮10g，清半夏10g，茯苓30g，炒枳实10g，竹茹6g，胆南星6g，太子参10g，炒白术30g，青礞石30g（先煎），夜交藤30g，合欢皮20g，炒酸枣仁30g，五味子10g，莲子心5g，灵磁石30g（先煎），琥珀粉1.5g（分冲），羚羊角粉0.6g（分冲）。14剂，每日1剂，水煎服。

3月13日二诊：药后仅3月1日发作一次，程度较前减轻，心烦大减，疲乏困倦感明显改善，纳增，便稍溏，舌质偏红，苔薄白腻，脉沉细。

【方药】上方加郁金10g，石菖蒲10g。继服28剂。

4月10日三诊：症情稳定，癫痫已1个月未发，记忆力改善，学习成绩有所提高。守方出入调理善后，前后连续服药2年余，痫证未再复发。

【按】《素问·本病论》曰“脾为谏议之官，智周出焉”，指出了“智”与脾的相关性。癫痫患儿先天脾肾之精气禀赋不足，后天久病不愈、诸虚劳损，致使脾肾后天之精气亏损，精气未充则难以化生和充养脑髓，加之久病脾肾亏虚，脏腑功能失调，最终导致脑髓受损，神机失用，表现为记忆力较差，学习成绩下降等。本案治疗以六君子汤补脾益气，固后天之本，使脑髓得充，患儿记忆力改善，学习成绩有所提高。

案3：百合知母地黄汤治心肾两虚之痫证

患儿，男，12岁，2013年10月29日初诊。

主诉：反复发作性意识丧失，肢体抽搐3年余。

家长代诉，患儿出生后28天头部摔伤，确诊为脑出血，行外科手术治疗，术后头颅MRI检查：左侧大脑半球体积缩小，左额、颞、顶、枕、岛叶可见片状长T_1、长T_2信号，左侧半球外伤术后软化灶。自2010年6月开始，患儿反复出现发作性意识丧失，伴手足抽掣牵引，曾在北京某医院检查，脑电图示广泛中度异常，确诊为继发性癫痫，给予西药德巴金治疗，药后疗效不佳，每月发作3～5次，常于睡眠不足、紧张时诱发。昨日凌晨3点左右，患儿于睡眠中突发肢体抽搐，意识障碍，呼之不应，持续4~5分钟，事后不能回忆。刻下症：患儿情绪烦躁，夜寐不安，梦中呓语明显，饮食可，二便调，舌暗红，少苔，脉沉细数。

【证型】心肾两虚。

【治法】滋阴清热，交通心肾。

【方药】百合知母地黄汤加味。

百合30g，知母10g，生地黄20g，麦冬10g，黄连9g，阿胶10g（烊化），莲子心5g，丹参20g，琥珀粉1.5g（分冲），远志10g，石菖蒲10g，青礞石30g（先煎），生龙骨30g（先煎），生牡蛎30g（先煎），合欢皮30g，炒酸枣仁40g。14剂，每日1剂，水煎服。并嘱已服西药继续服用。

11月12日二诊：药后癫痫未发，睡眠较前平稳，梦中呓语较前减少。药中病所。

【方药】上方加五味子10g，夜交藤30g。继服28剂。

12月10日三诊：癫痫1个月未发，现睡眠安稳，寐中呓语明显减少，情绪稳定，纳可，二便调，舌暗红，苔薄白，脉沉细。守方加减服用半年，2014年5月随访，病情稳定，未见复发，学业良好，症情基本向愈。

【按】《格致余论·相火论》曰："人之有生，心为火居上，肾为水居下，水能升而火能降，一升一降，无有穷已，故生意存焉。"心肾之间相互依存，相互制约，即心肾相交。本案患者肾阴虚于下，而心火亢于上，导致情绪烦躁，夜寐不安，梦中呓语连连。治疗以百合知母地黄汤加味交通心肾，滋养阴虚，辅以五味子敛阴，夜交藤安眠，使机体恢复水火相济的状态，以安神助眠。

第六十三节　刘金民

一、简介

刘金民（1965—），男，教授，博士研究生导师，主任医师。现任北京中医药大学东方医院党委书记、院长，为国家重点学科中医脑病学学科带头人、高级卒中中心主任。近年负责和主持国家中医药管理局重点专科痫病全国协作组、京津冀中医脑病专科联盟、国家自然科学基金项目等；参与负责国家中医药管理局《中医痫病临床路径》的培训及质量控制、中华中医药学会《中医痫病临床诊疗指南》的制订与释义。刘教授以经验用方柴贝止痫汤加减用药治疗难治性癫痫复杂部分性发作，在改善患者的痫性发作频率及中医症状积分上均有明显的优势，且随着疗程的延长，疗效逐渐显著，未发现任何不良反应。

二、医案

案1：柴贝止痫汤治痰气郁滞之痫证

牛某，男，27岁，2019年11月6日初诊。

主诉：四肢抽搐发作2次。

患者于2019年9月18日上午9点首次出现四肢抽搐、意识丧失等症状，持续10余分钟。同年10月30日上午11点出现四肢抽搐、双目上视、喉中喊叫、意识丧失等症状，持续约5分钟，醒后头痛、语言动作迟缓。追溯病史，患者曾于2018年3月1日受脑外伤，出现脑疝、脑梗死，于北京朝阳医院行开颅手术，40天后恢复意识，出院后预防性给予丙戊酸钠口服，于2018年年底停服。刻下症：注意力不集中，反应力下降，时耳鸣，左上肢活动较差，左下肢稍无力，情绪急躁，大便2日一行，夜间易醒，右脉沉弦细，左脉沉弦细滑，舌红，苔白腻。平素无头痛、恶心等症，挠前额时偶有全身抖动，偶有饮水呛咳，流涎。

【证型】痰气郁滞。

【治法】理气解郁，化痰定痫。

【方药】柴贝止痫汤加味。

柴胡15g，浙贝母9g，天麻15g，地龙12g，石菖蒲30g，僵蚕9g，牡蛎30g，白芍30g，龙骨30g，铁落花60g，羚羊角粉0.6g，茯苓30g，甘草9g。28剂，每日1剂，水煎服。

已服西药如前：左乙拉西坦0.5g，每日2次；德巴金0.5g，每日2次。

12月4日二诊：患者服药后未见癫痫发作，反应力较前灵敏，睡眠改善，上方去铁落花、羚羊角粉、甘草，加当归15g，麦芽9g，谷芽9g，石菖蒲改为20g。继服28剂。

服药期间，患者于2020年7月癫痫发作1次，此后未再发作，每月就诊调方，已坚持服药2年余，癫痫未发作期至今1年零9个月。

【按】本例患者有明确的外伤史，致使机体气机不畅，脏腑功能失调，脑髓失养，而痰浊为患，蒙蔽心窍，窜走经络，最终痫证发作。气机郁滞，气血津液难以畅达，终致脑髓失养，故而患者行动、语言、反应能力下降。柴贝止痫汤为刘金民教授在前人临床经验的基础上，对《医学心悟》定痫丸与《金匮要略》柴胡加桂枝龙骨牡蛎汤加减化裁而成，主要由柴胡、天麻、浙贝母、半夏、牡蛎、地龙和石菖蒲等中药组成。本案前期理气解郁、化痰定痫以治其标，后期以健脾化痰、疏肝理气以缓治其本，有的放矢，故而临床收效甚佳。

案 2：脾肾阳虚兼痰热之痫证

李某，男，37 岁，2019 年 7 月 18 日初诊。

主诉：发作性肢体抽搐 20 余年。

患者癫痫首发于 1992 年，夜间睡时发病，四肢抽搐，口中喊叫，双目瞪视，小便失禁，遗精，此后反复发作。其自诉 2017 年出现左眼视自己身体变形，左上肢处似有物游荡；自 2018 年起出现癫痫发作后头痛、畏寒，半年内体重下降 20kg。刻下症：畏寒，神色紧张，面色黧黑，进食后腹胀，口干，眠差，小便浑浊，夜尿 1 ~ 2 次，大便时干时稀，受凉、进食生冷后腹泻，有皮疹，作痒。舌淡红，苔黄腻，右沉细硬滑，左沉弦细滑。

【证型】脾肾阳虚，兼夹痰热。

【治法】清热化痰，息风定痫。

【方药】柴贝止痫汤合温胆汤加味。

天麻 15g，柴胡 15g，浙贝母 9g，法半夏 15g，地龙 12g，茯苓 30g，煅龙骨 30g，煅牡蛎 30g，石菖蒲 30g，郁金 15g，竹茹 12g，黄芩 9g，枳壳 9g，防风 12g，白芍 30g，炒白术 15g，桂枝 15g，麦冬 15g，五味子 9g，炙甘草 6g。21 剂，每日 1 剂，水煎服，嘱西药服用照前。

8 月 8 日二诊：服药后未见癫痫大发作，患者自觉有心中不适感，腹泻，畏寒，夏季仍穿棉服，情绪紧张，有疲惫感，小便急迫，便后需卧床休息。舌淡红，苔薄黄腻，舌体稍胖大，舌下脉络青紫，右脉弦细滑寸关弱，左脉沉弦细滑数。

【方药】附子 9g，乌药 6g，防风 12g，荔枝核 9g，猪苓 30g，茯苓 30g，肉桂 3g，干姜 6g，菟丝子 15g，覆盆子 15g，黄芩 9g，石斛 15g，甘草 9g。28 剂，每日 1 剂，水煎服。

2019 年 9 月 5 日三诊：服药后未见癫痫发作，便溏显著好转，小便可控。舌淡红，左脉滑小数，右脉弦小滑数。

【方药】半夏15g，厚朴30g，茯苓30g，紫苏梗12g，干姜6g，桂枝15g，白芍30g，石菖蒲30g，荔枝核12g，菟丝子15g，覆盆子15g，知母12g，石斛15g，炙甘草6g。28剂，每日1剂，水煎服。

服药期间，患者自行停服抗癫痫西药后，癫痫发作1次，此后未见发作，畏寒、腹泻等症好转，面色黧黑改善，谨守前方，定时复诊调整，目前服中药已2年余，癫痫未发作至今7月余。

【按】本案首诊考虑患者痫证频发，一由脾肾阳虚，脑髓失养，二由痰热上蒙脑窍所致，故而先予柴贝止痫汤合温胆汤加味，清其痰热治其标；后以干姜附子汤合五苓散加味，取其温补肾阳、温阳化气之义，温补脾肾治其本。患者阳气不足，平素畏寒、面色黧黑无光泽，故用附子以振奋肾阳，配伍干姜、肉桂通行十二经络、温养五脏之阳，所谓"肾中有阳气则下元暖，根本固而邪风自息矣"，非真虚者不可用。

案3：痰气郁滞之痫证

董某，男，43岁，2018年10月11日初诊。

主诉：发作性四肢抽搐30余年。

患者癫痫首发于12岁，表现为四肢抽搐、咬舌、意识丧失，此后每年多次大发作，或一时性失神，或心中突发恐惧感，发作持续时间1分钟或3～5分钟不等。自2016年起，患者癫痫发作后出现重复动作。刻下症：情绪抑郁，不欲交流，头晕，疲倦，纳少，眠可，记忆力下降。舌淡红，脉沉细弦滑。

【证型】痰气郁滞。

【治法】化痰定痫，行气开郁。

【方药】柴贝止痫汤加味。

柴胡20g，半夏15g，龙骨30g，牡蛎30g，石菖蒲30g，郁金30g，枳壳12g，地龙15g，麦芽9g，谷芽9g，甘草6g，天麻15g，黄芩6g，茯苓30g。21剂，每日1剂，水煎服。

左乙拉西坦片0.5g，每日2次。

服药后癫痫发作频次减少，谨守前方调整。

11月29日复诊：服药至今患者无癫痫大发作，不完全性失神性小发作频见，发作持续时间10秒左右，情绪较前开朗，逐渐主动交流。舌边尖红，脉沉弦细。

【方药】柴胡 20g，天麻 15g，浙贝母 9g，半夏 15g，僵蚕 9g，枳壳 12g，石菖蒲 30g，郁金 30g，太子参 15g，陈皮 12g，川芎 30g，炙甘草 9g，琥珀粉 6g，焦山楂 9g，焦麦芽 9g，焦神曲 9g。28 剂，每日 1 剂，水煎服。

2019 年 7 月 18 日复诊：服药至今患者无癫痫大发作，不完全性失神性小发作明显控制，日常生活交往正常，心中偶有恐惧感。舌淡红有齿痕，苔白腻。左脉沉弦细滑，右脉沉弦细滑，关弱。

【方药】柴胡 20g，天麻 15g，浙贝母 9g，地龙 15g，龙骨 30g，牡蛎 30g，石菖蒲 30g，桂枝 20g，白芍 30g，五味子 9g，枳壳 12g，炙甘草 9g，琥珀粉 2g，香附 30g，茯苓 30g，半夏 9g。28 剂，每日 1 剂，水煎服。

嘱其坚持服药，以资巩固。

【按】癫痫为发作性神志异常之重症，其频发、反复难愈，且同时给患者及其家属带来极大的压力，患者极易产生情绪、认知损害。刘教授通过多年的临床经验及研究，发现癫痫多共患抑郁、焦虑；癫痫，特别是难治性癫痫患者，常见证型为痰气郁滞证，盖临床多以疏肝解郁、理气化痰为主。故而本案用以刘教授经验方——柴贝止痫汤加味治疗，不仅有效控制了癫痫发作，而且调畅情志，缓解了患者的情绪压力。

主要参考文献

［1］赵法新．中医文献学辞典［M］．北京：中医古籍出版社，2000.

［2］尤虎，苏克雷，熊兴江．历代名医经方一剂起疴录［M］．北京：中国中医药出版社，2016.

［3］张岱年．中国哲学大辞典［M］．上海：上海辞书出版社，2010.

［4］谢观．中国医学大辞典［M］．天津：天津科学技术出版社，2002.

［5］李家庚，陶春晖．汪石山经典医案赏析［M］．北京：中国医药科技出版社，2019.

［6］江瓘．名医类案［M］．苏礼，整理．北京：人民卫生出版社，2005.

［7］李成文，刘桂荣，戴铭．中医各家学说［M］．第2版．上海：上海科学技术出版社，2014.

［8］万全．幼科发挥［M］．北京：中国中医药出版社，2007.

［9］程国彭．医学心悟［M］．北京：人民卫生出版社，2006.

［10］单书健．重订古今名医临证金鉴·不寐癫狂癫痫卷［M］．北京：中国医药科技出版社，2017.

［11］穆齐金．柴胡桂枝汤治疗神经内科疾病验案3则［J］．中国中医药信息杂志，2007（10）：72.

［12］龚廷贤．万病回春［M］．北京：人民卫生出版社，2007.

［13］秦泉．全本黄帝内经（珍藏本）［M］．北京：外文出版社，2013.

［14］孙一奎．孙文垣医案［J］．北京：中国中医药出版社，2009.

［15］马继兴．中国出土古医书考释与研究［M］．上海：上海科学技术出版社，2015.

［16］张介宾．景岳全书［M］．北京：人民卫生出版社，2007.

[17] 彭宪彰. 叶氏医案存真疏注 [M]. 成都：四川科学技术出版社，1984.
[18] 浙江省社会科学研究院. 浙江简志之二·浙江人物简志中 [M]. 杭州：浙江人民出版社，1986.
[19] 陈士铎. 辨证奇闻 [M]. 北京：中国医药科技出版社，2004.
[20] 刘德荣. 福建历代名医学术精华 [M]. 北京：中国中医药出版社，2012.
[21] 刘德荣. 陈修园《医学从众录》的外治法介绍 [J]. 福建中医学院学报，1996 (4)：12-13.
[22] 刘怡. 林珮琴学术思想初探 [J]. 天津中医学院学报，2003，22 (4)：4.
[23] 林珮琴. 类证治裁 [M]. 王东坡，点评. 北京：中国医药科技出版社，2021.
[24] 谢星焕. 得心集医案 [M]. 北京：中国中医药出版社，2016.
[25] 孟景春. 张锡纯学术经验简介 [J]. 江苏中医杂志，1980 (4)：6-8.
[26] 张锡纯. 医学衷中参西录 [M]. 北京：人民卫生出版社，2006.
[27] 谭艳，周聪，黄柔，等. 基于中医传承辅助平台探讨孟河名医贺季衡治疗中风病用药规律研究 [J]. 中药药理与临床，2020，36 (5)：5.
[28] 王永炎. 医案学 [M]. 北京：中国中医药出版社，2014.
[29] 张绍重，李云，鲍晓东. 北平四大名医医案选集 [M]. 北京：中国中医药出版社，2010.
[30] 林虹，李翔. 应用施氏对药治疗精神疾病心得 [J]. 河南中医，2011，31 (8)：2.
[31] 徐经世，王化猛，陶永，等. 名老中医徐恕甫学术经验再探 [J]. 安徽中医学院学报，2002 (1)：24-27.
[32] 徐经世. 中国百年百名中医临床家丛书·徐恕甫 [M]. 北京：中国中医药出版社，2001.
[33] 王鹏宇. 内蒙古名老中医临床经验选粹 [M]. 北京：中医古籍出版社，1991.
[34] 李兴培. 蒲辅周吐法矩范暨临证经验发微 [J]. 实用中医内科杂志，1992，6 (2)：2.
[35] 王雪飞. 北京金针的传承与保护研究 [J]. 继续医学教育，2017，11：151-152.
[36] 王莒生. 中国百年百名中医临床家丛书·王乐亭 [M]. 北京：中国中医药出版社，2005.
[37] 吴少怀. 吴少怀医案 [M]. 济南：山东人民出版社，1978.

[38] 蒯伟勇. 邹云翔传记 [J]. 中国医药学报, 1990, 3: 74.
[39] 邹云翔. 邹云翔医案选 [M]. 南京: 江苏科学技术出版社, 1981.
[40] 白安宁, 邓向林. 王渭川学术经验简介 [J]. 吉林中医药, 1996 (6): 4-5.
[41] 洪文旭, 洪泠. 岳美中用药配伍经验选析 [J]. 实用中医药杂志, 2001 (11): 41-42.
[42] 张问渠. 老中医赵锡武治疗癫痫病经验 [J]. 浙江中医学院学报, 1979 (5): 27.
[43] 赵璞珊. 侍诊杂忆——记先父赵心波儿科治疗经验 [J]. 中医杂志, 1984 (6): 13-15.
[44] 中医研究院西苑医院儿科. 赵心波儿科临床经验选编 [M]. 北京: 人民卫生出版社, 1979: 62.
[45] 王霞芳. 中医儿科泰斗董廷瑶学术经验 [J]. 中医儿科杂志, 2006 (5): 1-4.
[46] 宋力伟. 王以文治疗疑难杂症经验举隅 [J]. 中医药研究, 2000 (4): 34-46.
[47] 张俊庭. 中国中医药优秀学术成果文库中国特色医疗新技术 [M]. 北京: 中医古籍出版社, 1998.
[48] 浙江省中医管理局. 浙江名中医临床经验选辑 (第一辑) [M]. 杭州: 浙江科学技术出版社, 1990.
[49] 洪广祥, 匡奕璜. 豫章医萃·名老中医临床经验精选 [M]. 上海: 上海中医药大学出版社, 1997.
[50] 刘英锋, 邓必隆. 姚荷生从三焦论水饮 [J]. 江西中医药, 2000 (5): 1-3.
[51] 徐剑平, 俞究经. 俞岳真运用虫类药的经验 [J]. 中国民间疗法, 2000 (1): 4.
[52] 何山, 于春泉, 马佐英, 等. 何世英主任医师学术思想探析 [J]. 天津中医药, 2012, 29 (3): 213-216.
[53] 杨文鹤. 著名老中医何世英治疗精神疾患验案举隅 [J]. 天津中医, 1988 (6): 2-3.
[54] 杨文鹤. 随诊拾零——著名老中医何世英治疑难顽症二则 [J]. 天津中医, 1990 (3): 21, 20.
[55] 朱安宁, 盂宪军, 钱林超, 等. 澄江学派传人黄宗勖先生针灸学术特色 [J]. 中国针灸, 2013, 33 (4): 373-377.

[56] 黄宗勖．中国百年百名中医临床家丛书·黄宗勖［M］．北京：中国中医药出版社，2004.
[57] 王莒生．名老中医经验集（第二集）［M］．北京：中国中医药出版社，2011.
[58] 齐京，王新颖，徐春军．关幼波从络论治验案剖析［J］．中西医结合肝病杂志，2016，26（1）：37，39.
[59] 邹萍．关幼波治疗癫痫验案2则［J］．河北中医，2002（11）：815.
[60] 王小龙，熊健宪．经方治疗顽固性癫痫验案［J］．吉林中医药，2006（11）：62.
[61] 杨晓帅，刘向亮．凉膈散加减治疗小儿癫痫验案二则［J］．长春中医药大学学报，2011，27（2）：267.
[62] 张镜源．中华中医昆仑［M］．北京：中国中医药出版社，2012.
[63] 王巧云．补中益气汤治愈癫痫——祝谌予教授验案［J］．成都中医药大学学报，1986（2）：19，58.
[64] 刘德荣．俞慎初内科杂病从痰论治的经验［J］．四川中医，1996（6）：1－2.
[65] 南京中医药大学．杏林芳菲：南京中医药大学教授名录［M］．北京：中国中医药出版社，2014.
[66] 王明明，郁晓维．江育仁教授创制小儿中成药举隅［J］．中国中医药现代远程教育，2014，12（17）：27－29.
[67] 来春茂．五石散治疗癫痫的体会［J］．中草药通讯，1979，10（1）：36，49.
[68] 史淑芹．自拟“愈痫散”治疗癫痫107例临床观察［J］．黑龙江中医药，1990（3）：12－14.
[69] 舒友廉．刘渡舟应用五苓散方经验［J］．北京中医，1996（2）：5.
[70] 李智．应用《赵绍琴临床400法》一法举隅［J］．现代中医药，1995（3）：2.
[71] 刘小斌，黄宇天．癫痫［M］．北京：中国医药科技出版社，2013.
[72] 余勤．儿科专家詹起荪［J］．浙江中医学院学报，1989（4）：1－3.
[73] 王慧川．贾堃主任医师治疗癌瘤病证经验简介［J］．陕西中医，1990（10）：433－434.
[74] 卢兆诚．《癌瘤中医防治研究》评介［J］．陕西中医，1983（3）：39.
[75] 刘清国．杨甲三教授针灸学术思想简介［J］．中国针灸，2008（5）：359－364.
[76] 马秀玲．杨甲三教授针刺治疗癫痫的经验［J］．中医教育，1994（3）：46.

[77] 胡慧. 中国百年百名中医临床家丛书·杨甲三 [M]. 北京: 中国中医药出版社, 2014.

[78] 梁宏正. 梁剑波治疗痫证经验 [J]. 中医杂志, 1992 (9): 19-20.

[79] 梁宏正. 中国百年百名中医临床家丛书·梁剑波 [M]. 北京: 中国中医药出版社, 2001.

[80] 顾锡冬, 何若苹, 徐光星. 何任"肺癌三问"和"随症治之"阐介 [J]. 中医杂志, 2013, 54 (22): 1902-1904.

[81] 陈永灿. 国医大师何任治疗神志病经验拾零 [J]. 中医药通报, 2011, 10 (1): 15-16.

[82] 何若平. 中国百年百名中医临床家丛书·何任 [M]. 北京: 中国中医药出版社, 2001.

[83] 陈少玫, 高树彬, 尤文质. 谢海洲教授治疗癫痫用药特点探析 [J]. 中医药通报, 2004 (6): 19-21.

[84] 蔡建新, 叶冬兰, 张绍莲. 张介安老中医思辨癫痫经验 [J]. 中国中医急症, 2009, 18 (6): 933.

[85] 董建华, 王永炎. 中国现代名中医医案精粹·第4集 [M]. 北京: 人民卫生出版社, 2010.

[86] 吴洁, 李良, 李志民. 李寿山治疗急重症脉案 [J]. 辽宁中医杂志, 2007, 34 (6): 831-832.

[87] 张伯礼. 津沽中医名家学术要略 (第1辑) [M]. 北京: 中国中医药出版社, 2008.

[88] 马融. 扶正祛痰治童痫——李少川教授治痫经验录 [J] 天津中医, 1993 (5): 5-6.

[89] 李少川, 马秀华. "涤痰汤"治疗小儿癫痫 [J]. 天津中医学院第一附属医院院刊, 1984 (Z2): 1-4.

[90] 马融. 李少川儿科治验三则 [J]. 天津中医, 1986 (5): 10-11.

[91] 蔡幼清. 胡建华治疗癫狂痫的临床经验 [J]. 中医杂志, 1997 (12): 719-720.

[92] 王永炎. 名老中医临证经验撷英东直门医院建院五十周年专辑 [M]. 北京: 中医古籍出版社, 2008.

[93] 王树红, 王青. 刘弼臣熄风制动颗粒在小儿癫痫中的应用 [J]. 现代中西医结

合杂志，2009，18（27）：3361－3362.
[94] 刘弼臣．刘弼臣临床经验辑要［M］．北京：中国医药科技出版社，2002.
[95] 陈继寅，刘昌燕，高静．京城小儿王刘弼臣临证实录［M］．北京：中国医药科技出版社，2011.
[96] 王莒生．名老中医经验集［M］．北京：中国中医药出版社，2006.
[97] 王桂玲，胡俊霞，张帆，等．国医大师贺普仁癫痫辨治经验［J］．中华中医药杂志，2021，36（6）：3.
[98] 谢新才，王桂玲．国医大师临床经验实录·国医大师贺普仁［M］．北京：中国医药科技出版社，2011.
[99] 陈仁寿．江苏中医当代名家学术思想与临床经验［M］．上海：上海科学技术出版社，2016.
[100] 李柳，叶放，夏飞，等．周仲瑛从风痰辨治癫痫的临证思路与经验［J］．中国中医基础医学杂志，2021，27（2）：4.
[101] 周仲瑛．癫痫效案二则［J］．环球中医药，2011，4（2）：131－132.
[102] 郭冠英．榆林百年医粹［M］．北京：中国中医药出版社，2014.
[103] 郭维一，郭补林．郭维一老中医临证实践录［M］．西安：陕西科学技术出版社，1994.
[104] 李鸿涛，李哲，冯磊，等．余瀛鳌治疗难治性癫痫经验［J］．中医杂志，2015（1）：14－16.
[105] 许霞，余瀛鳌．余瀛鳌教授治疗癫痫验案举隅［J］．浙江中医药大学学报，2016，40（7）：543－544.
[106] 张伯礼，王志勇．中国中医科学院名医名家学术医案集·内科［M］．北京：人民卫生出版社，2015.
[107] 李梢．中国百年百名中医临床家丛书·李济仁、张舜华［M］．北京：中国中医药出版社，2004.
[108] 苏礼，王宗仁．当代中医名家经验集要［M］．西安：西北大学出版社，2000.
[109] 邵念方．中国现代百名中医临床家丛书·邵念方［M］．北京：中国中医药出版社，2006.
[110] 黄璐琦，马堃．国医华章——中国中医科学院第一至五批全国老中医药专家图集［M］．北京：中医古籍出版社，2013.

[111] 沈创鹏，张横柳，张毅之．岭南中医药名家何志雄［M］．广州：广东科技出版社，2016.

[112] 张纪达，胡正刚，陈晓薇，等．张横柳运用经方治疗癫痫探析［J］．辽宁中医杂志，2008（9）：1296－1298.

[113] 聂惠琳，姚欣艳．国医大师熊继柏教授从痰论治痫病临床经验［J］．湖南中医药大学学报，2018，38（12）：1363－1365.

[114] 宋康．临证医案集萃50年中医经典传承［M］．杭州：浙江科学技术出版社，2011.

[115] 张赛君，陈健，宣桂琪．宣桂琪名老中医诊治小儿癫痫经验拾萃［J］．浙江中医药大学学报，2018，42（8）：595－597.

[116] 陈仁寿．江苏中医当代名家学术思想与临床经验上册［M］．上海：上海科学技术出版社，2016.

[117] 樊惠子，汪受传．自拟定痫散结合动态辨证治疗小儿癫痫经验［J］．中华中医药杂志，2021，36（10）：5934－5937.

[118] 万力生．汪受传儿科医论医案选［M］．北京：学苑出版社，2008.

[119] 中医儿科专家——马融教授［J］．中医儿科杂志，2011，7（6）：69.

[120] 施茜馨，张馨心，戎萍，等．马融运用调理枢机法辨治小儿癫痫［J］．中国中医基础医学杂志，2021，27（1）：152－154.

[121] 刘琳琳．马融教授治疗小儿癫痫验案2则［J］．山西中医，2008（4）：26.

[122] 徐慧．高颖治疗癫痫验案3则［J］．湖南中医杂志，2016，32（6）：112－114.

[123] 聂莉媛，鄢泽然，张青，等．柴贝止痫汤添加治疗难治性癫痫复杂部分性发作的临床研究［J］．环球中医药，2015，8（1）：6.